„Hallo, wie geht es mir?"

Gerhard Zarbock

„Hallo, wie geht es mir?"

Ein psychologisches Selbsterfahrungsbuch

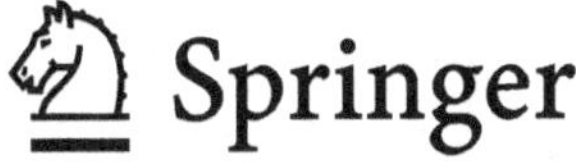

Gerhard Zarbock
Verhaltensther.-Ausbildung Hamburg
IVAH gGmbH
Hamburg, Deutschland

ISBN 978-3-662-72893-2   ISBN 978-3-662-72894-9 (eBook)
https://doi.org/10.1007/978-3-662-72894-9

Die Deutsche Nationalbibliothek verzeichnet diese Publikation in der Deutschen Nationalbibliografie; detaillierte bibliografische Daten sind im Internet über https://portal.dnb.de abrufbar.

Einbandabbildung: © [M] PRISTA / AdobeStock

Planung/Lektorat: Heiko Sawczuk
Springer ist ein Imprint der eingetragenen Gesellschaft Springer-Verlag GmbH, DE und ist ein Teil von Springer Nature.
Die Anschrift der Gesellschaft ist: Heidelberger Platz 3, 14197 Berlin, Germany

Wenn Sie dieses Produkt entsorgen, geben Sie das Papier bitte zum Recycling.

Anmerkungen

Sollte im Text an einigen Stellen auf das Gendern verzichtet worden sein, dient dies der besseren Lesbarkeit (z. B. in Fallbeispielen). Beim Gendern sind immer alle Geschlechter gemeint, auch wenn sie nicht dem männlichen oder weiblichen Geschlecht, das unter anderem mit dem Gendersternchen zum Ausdruck gebracht wird, zuzuordnen sein sollten. Die Formulierungen beim Gendern werden im Buch nicht einheitlich gehandhabt.

Vorwort

Fangen wir doch einmal mit dem Witz an: Treffen sich zwei Psychologen auf der Straße, sagt der eine zum anderen: „Hallo, wie geht es mir?"

Dieser Witz zeigt, dass die Außenperspektive immer eine andere ist als die Innenperspektive. Manchmal sehen wir von außen mehr, als wir von innen wahrnehmen. Um zu erfahren, wie es uns geht, können wir also auch andere fragen. Andere merken oft sogar eher als wir selbst, dass wir bedrückt, ängstlich, gestresst, genervt, irgendwie unzufrieden oder auch nur belastet oder ungesund wirken. Vielleicht haben Sie als Leserin oder Leser schon einmal von Freundinnen oder Freunden gehört: „Du brauchst auch mal einen Psychologen" oder „Geh doch mal zum Therapeuten".

Ein schönes Beispiel, wie sich psychologische Erfahrungen auf das eigene Erleben und Verhalten auswirken, bietet die Geschichte der Kugelstoßerin Christina Schwanitz, die auf der Weltmeisterschaft in Peking 2015 die beste Kugelstoßerin der Welt wurde.[1] Zuerst musste sie aber ihren Blackout besiegen. Früher hatte sie regelmäßig in der Vorbereitung und im Training sehr viel bessere Weiten geworfen als im Wettkampf und verpasste so häufig das Siegertreppchen. Eine Schlüsselsituation in ihrem Leben war, dass sie aufgrund eines Blackouts in der Realschulprüfung durchgefallen war. Vermutlich hatte sie daraus die Grundeinstellung oder die Lebensbotschaft „Wenn es ernst wird, versage ich" abgeleitet. Im Rahmen eines psychologischen Trainings, bei dem möglicherweise auch Imaginationsverfahren eingesetzt wurden, gelang es dann, dieses „Prüfungstrauma" zu überwinden und die ne-

---

[1] Morrissey, S. (22.08.2015). WM 2015 Peking – Christina Schwanitz: „Jetzt stehe ich da und bin Weltmeisterin". Deutscher Leichtathletik-Verband (DLV). https://www.leichtathletik.de/aktuelles/news/news-detail/christina-schwanitz-jetzt-stehe-ich-da-und-bin-weltmeisterin.

gative Lebensbotschaft zu entkräften und durch eine positive zu ersetzen. Ein Beispiel hierfür wäre: „Ich bringe auch unter Stress Bestleistungen."

Dieses Beispiel zeigt auch sehr schön, wie die Außenperspektive der Psychologie hilft, zu erkennen, was genau das Problem ist und welche Lösungswege es dafür gibt.

Besondere Belastungen und Symptome

Falls Sie in diesem Vorwort stöbern, um herauszufinden, ob dieses Buch für Sie hilfreich sein könnte, möchte ich Ihnen hier einige kurze Fragen zum Thema „Hallo, wie geht es mir?" stellen:

- Haben Sie z. B. plötzlich einschießende Angstattacken, Ängste vor geschlossenen Räumen, großen Höhen, öffentlichen Verkehrsmitteln, Menschenmassen oder geschlossenen Konzert- oder Kinosälen?
- Haben Sie vielleicht unsinnige Gedanken, die Sie nicht so recht loswerden können?
- Führen Sie an sich unsinnige Verhaltensweisen wie mehrfaches Waschen durch, obwohl die Hände sauber sind?
- Kontrollieren oder ordnen Sie Dinge im Übermaß?
- Haben Sie vielleicht gedankliche Rituale, die Sie immer wieder machen müssen, weil sonst ein Unglück passieren könnte – obwohl Sie wissen, dass die Befürchtung eigentlich Unsinn ist?
- Fürchten Sie, im Mittelpunkt zu stehen oder sich überhaupt mit anderen Menschen zu treffen, weil Sie etwas Dummes oder Peinliches sagen könnten?
- Meiden Sie generell die Öffentlichkeit, um nicht dumm aufzufallen oder sich zu blamieren?
- Verbringen Sie einen größeren Teil des Tages mit Sorgen, was alles passieren könnte? Befürchten Sie z. B., dass Ihren Familienangehörigen etwas passiert, dass Sie plötzlich Ihre Wohnung verlieren könnten, dass Ihr Arbeitsplatz nicht mehr sicher ist?
- Beziehen sich die Sorgen eventuell auf Ihren eigenen Körper? Haben Sie z. B. den Eindruck, dass sich ein Schwächegefühl als schwere Nervenerkrankung, eine Hautveränderung als tödlicher Hautkrebs oder aber eine Schliere im Auge ein sicheres Anzeichen für eine bevorstehende Erblindung ist?
- Haben Sie körperliche Beschwerden wie Magenschmerzen, Magendrücken, leichte Kopfschmerzen, unklare Muskelschmerzen, Abgeschlagenheitsgefühle, für die Ihre Ärztin/Ihr Arzt wiederholt keine somatische Ursache finden konnte?

- Oder ist die Welt für Sie nur noch grau und es fällt Ihnen schwer, sich aufzuraffen? Plagen Sie negative Gedanken und Schuldgefühle, nichts macht mehr wirklich Freude und Sie empfinden das Leben als eine schwere Last?

Dies alles können Anzeichen dafür sein, dass die eine oder andere psychische Störung bei Ihnen vorliegt. Um abzuschätzen, wie ernst oder behandlungsbedürftig eine Symptomatik ist, können Sie sich selbst fragen, ob diese Symptome Ihr Leben ernsthaft beeinträchtigen. Hindern Sie diese an der Ausübung Ihrer Arbeit, an Ihrem Beziehungs- oder Familienleben, an der Gestaltung Ihrer Freizeit oder an irgendeinem anderen Bereich der Teilhabe am öffentlichen Leben? Wenn Sie diese Frage mit Ja beantworten, liegt bei Ihnen möglicherweise eine psychische oder psychosomatische Problematik vor, die unbedingt näher von einer Psychotherapeutin oder Psychiaterin abgeklärt werden sollte.

Der Hintergrund

Das Symptom oder die Beschwerde steht im Vordergrund. Der Hintergrund der Symptomatik wird durch unsere Persönlichkeit und das aktuelle Lebensumfeld und die aktuellen Lebensbereiche gebildet.

Vielleicht finden Sie bei sich nur diffuse oder geringfügige Beschwerden im Hintergrund, Sie sind aber trotzdem mit dem Leben sehr unzufrieden, fühlen sich unglücklich und haben den Eindruck, dass irgendetwas nicht stimmt. Dann können folgende Fragen hilfreich sein, um näher zu untersuchen, ob irgendetwas am sogenannten Hintergrund, also an Ihrer Art, mit sich selbst und mit anderen umzugehen, problematisch ist. Hierbei bietet sich ein genauerer Blick auf die verschiedenen Lebensbereiche an.

Arbeit

Haben Sie eine Arbeit, die Ihrem Schulabschluss bzw. Ihrer Berufsausbildung entspricht? Dann ist in diesem Bereich vermutlich alles okay.

Oder haben Sie eine Arbeit, die weit unter Ihrem Abschluss liegt? Haben Sie z. B. das Erste Staatsexamen als Lehrerin abgelegt, arbeiten aber bei einem Pizzaservice als Pizzabotin?

Oder umgekehrt: Haben Sie sich ohne Schulabschluss allein durch Fleiß, Talent und Berufserfahrung in eine führende Position in einem EDV-Unternehmen heraufgearbeitet und fühlen Sie sich trotz guter beruflicher Erfolge ständig infrage gestellt, da Ihre gleichgestellten Kollegen alle Informatik, Mathematik oder Physik studiert haben? Stehen Sie unter dem immensen inneren Druck, Ihnen beweisen zu müssen, dass Sie mindestens ebenbürtige Leistungen erbringen?

Hat es vielleicht bisher in Ihrem Leben mit einer Berufstätigkeit so gar nicht geklappt? Stellen Sie nach mehreren Tagen oder Wochen in einem neuen Job fest, dass dieser Ihnen überhaupt nicht liegt? Hören Sie von sich aus auf oder hat Sie die Firma schon nach wenigen Tagen oder Wochen wieder vor die Tür gesetzt, da man beim besten Willen nicht mit Ihnen warm werden konnte?

Wenn im Bereich der Arbeit massive Probleme im oben genannten Sinne auftreten, könnten Sie auf die Frage „Hallo, wie geht es mir?" durchaus die Antwort von einem Psychologen oder Psychotherapeuten bekommen, dass man sich die Schwierigkeiten und deren mögliche Gründe einmal näher ansehen könnte.

Liebe und Sexualität

Beides sind große Worte. Gemeint ist mit Liebe vor allem Zärtlichkeit, Verbindlichkeit und eine längere oder sogar dauerhafte Verbindung zu einer anderen Person. Unter Sexualität verstehen wir hingegen die körperliche Anziehung zwischen zwei Menschen, die dann zum Geschlechtsverkehr oder ähnlichen sexuellen Handlungen führt, möglichst verbunden mit einem Orgasmus. Sexualität und Liebe oder Sexualität und Zärtlichkeit gehen durchaus nicht immer zusammen.

Manche Psychologen und Psychotherapeuten – und ich gehöre durchaus zu ihnen – sind so konservativ, dass sie als Ideal formulieren, dass Sexualität und Zärtlichkeit zusammengehen sollten oder mit den Worten von Freud die sexuellen und die zärtlichen Strebungen legiert, das heißt miteinander vermischt sein sollten.

In der Praxis lerne ich allerdings immer wieder Patienten und Patientinnen kennen, die keine Schwierigkeiten damit haben, schnell sexuelle Kontakte einzugehen, entweder als „Jäger und Jägerinnen in der Nacht im Revier der Kneipen, Bars und Diskotheken" oder mittels moderner Dating-Apps, bei denen der nächste (sexuelle) Kontakt nur eine Wischbewegung weit entfernt ist. Solche Beziehungen beginnen schon am ersten Tag des Kennenlernens mit mehr oder weniger befriedigenden Sexualkontakten, halten dann aber oft nicht länger als 12, 24, 48 oder 72 h. Viele Menschen, die mit einer solchen Problematik zu mir als Psychotherapeuten kommen, sind damit trotz ihrer sexuellen „Erfolge" durchaus unzufrieden. Eigentlich wünschen sie sich einen Menschen für sich, dem sie vertrauen und mit dem sie auch psychisch intim sein können und leiden darunter, dass sich nach der sexuellen Euphorie oft eine Katerstimmung und Einsamkeitsgefühle einstellen, wenn sich nach dem Sex weder Vertrauen noch Liebe einstellen.

Dann gibt es natürlich auch Menschen, die in schwierigen Beziehungen leben und gegebenenfalls keine sexuelle Beziehung mehr führen oder aber die Sexualität in Form einer oder mehrerer Affären ausgelagert haben. Auch dies kann für alle Betroffenen sehr leidvoll sein und alle Beteiligten vor schwer lösbare Konflikte stellen.

Weiterhin gibt es Menschen, die auch mit deutlich über 20 Jahren noch nie eine intime Partnerschaft eingegangen sind, obwohl sie sich sowohl Sexualität als auch Zärtlichkeit und eine feste Beziehung wünschen. Irgendwie hat das aber bisher noch nie funktioniert.

Wenn Sie sich in diesen Fallschilderungen im Bereich Liebe und Sexualität wiedererkennen, könnte es durchaus sein, dass auch zu Ihnen der Psychologe/ der Psychotherapeut sagt: „Wir können uns einmal näher mit Ihrer Problematik beschäftigen und herausfinden, was Sie wirklich wollen, was Sie daran hindert, das zu erreichen, was Sie sich wünschen, und durch welche Erfahrungen, durch welche Ängste, aber vielleicht auch durch welches Unvermögen und welche persönlichen Problematiken die Situation so ist, wie sie ist."

Freundschaften, soziale Kontakte und Hobbys

Der nächste Bereich umfasst Freundschaften, soziale Kontakte und Hobbys. Hier stellt sich zuallererst die Frage, ob Sie zumindest eine gute Freundin oder einen Freund haben, an die oder den Sie sich wenden können. Gibt es darüber hinaus einen Freundeskreis, eine Gruppe, ein soziales Netzwerk von Menschen, mit denen Sie Zeit verbringen und die Sie unterstützen, trösten und entlasten, wenn Sie in Schwierigkeiten geraten?

Haben Sie Interessen oder Gruppen außerhalb des Berufes? Singen Sie z. B. im Chor, gehen Sie zum Sport in einen Verein, haben Sie eine Freizeitgruppe, engagieren Sie sich in einer Bürger- oder Umweltschutzinitiative oder haben Sie eine andere Betätigung, bei der Sie mindestens ein- bis zweimal im Monat andere Menschen treffen?

Gibt es darüber hinaus andere Dinge, die Sie interessieren, mit denen Sie sich auch allein beschäftigen können? Handarbeiten oder handwerkeln Sie gerne? Interessieren Sie sich für Romane und lesen Sie gerne? Besteht ein vertieftes Interesse für andere Gebiete wie Fotografie, Musik, Kunst oder auch

Sport, bei denen Sie nicht nur Ablenkung suchen, sondern zu denen Sie außerdem gewisse Kenntnisse entwickelt haben? Verfolgen Sie Ereignisse und können Sie sich auch mit Gleichgesinnten darüber austauschen? Das kann durchaus das Auf und Ab Ihres Lieblingsfußballvereins in der 2. oder 1. Bundesliga sein.

Wie sieht es mit Werten aus? Gibt es Werte wie Gerechtigkeit, Freiheit, aber auch Umweltschutz, körperliche Gesundheit oder Bildung, die Ihnen wichtig sind und am Herzen liegen und aus denen sich konkrete Ziele ableiten lassen, die Sie in Ihrem Alltag auch konkret verfolgen können? In Bezug auf den Umweltschutz könnten Sie beispielsweise besonders auf Mülltrennung achten. Vielleicht verzichten Sie in Ihrem Garten oder Kleingarten bewusst auf chemische Pflanzenschutzgifte und Dünger und setzen stattdessen biologische Produkte ein? Vielleicht achten Sie bei Kosmetika oder Kleidung besonders auf Schadstofffreiheit, die Produktherstellung unter menschenwürdigen Bedingungen oder fairen Handel? Vielleicht engagieren Sie sich auch für den Umwelt- oder Tierschutz, indem Sie an solchen Initiativen mitwirken? Dazu zählt auch eine Unterstützung durch gelegentliche Spenden.

Das Engagement in religiösen Gruppen und Kirchen sowie in politischen Parteien ist ebenfalls diesem Bereich zuzuordnen. Lassen sich für Sie aus der allgemeinen Zugehörigkeit zu einer Weltanschauungsgemeinschaft oder politischen Partei konkrete Ziele ableiten, für die Sie sich in Ihrem alltäglichen Leben auch einsetzen können?

Und auch hier kann die Frage „Hallo, wie geht es mir?" dahingehend beantwortet werden, dass man einmal näher nachgucken sollte, was los ist, sofern Sie sich selbst gegenüber eingestehen müssten, dass Sie keine Freunde haben, keinen Interessen nachgehen, keine Werte haben, für die es sich einzusetzen lohnt, sondern sich stattdessen oft einsam und orientierungslos fühlen.

Zum Aufbau des Buches

Das Buch besteht im Wesentlichen aus drei Teilen. Im ersten Teil werden psychologische Grundlagen vermittelt und an Beispielen veranschaulicht. Es geht um Grundbedürfnisse und deren Veränderungen im Lebensverlauf, um Risikofaktoren, um unsere sozialen Beziehungen im Gleichaltrigenkreis und in der Gruppe, aber auch um Liebe und Partnerschaft sowie die Klippen im Leben, an denen wir scheitern oder die uns verletzen und an denen sich Symptome bilden können. Dann schauen wir uns die Bereiche Freundschaft, Liebe und Sexualität näher an. Der Grundlagenteil endet mit einer Vorstellung wichtiger Symptome und möglicher Persönlichkeitsprobleme. Weiterhin werden Konzepte zum besseren Verständnis des Warum vorgestellt.

Der zweite Teil widmet sich möglichen Wegen der Veränderung. Zuerst geht es nochmals um das Warum, dieses Mal aber mit einer vertieften Erkundung unserer eigenen Biografie! Weiterhin stelle ich auch ein „Minimalprogramm für Faulpelze" vor, die mit möglichst wenig Aufwand doch noch an sich arbeiten wollen. Dann steht das Unterbrechen alter, eingeschliffener Muster im Fokus. Es erfordert etwas mehr Aufwand, um den alten Weg verlassen und einen neuen Weg finden und dann auch dauerhaft gehen zu können.

Der dritte Teil zeigt Lösungen für Probleme auf, wenn sich diese schon in definitive psychische Störungen wie Angst und Depression konkretisiert haben. Auch geben wir Hinweise für den Beginn einer Psychotherapie und versuchen, einige Mythen darüber zu entlarven, was in einer Psychotherapie passiert oder eben nicht und vor allem was auf keinen Fall passieren darf!

Das Buch folgt dabei unterschiedlichen Leserhythmen: Einige Teile lassen sich wie einen Roman oder ein Sachbuch lesen, andere Teile sind eher wie Rezepte aus Kochbüchern oder Aufbauanleitungen aufgebaut, während einzelne Teile eher Checklisten für Notfälle oder To-do-Listen für die Wochenplanung ähneln. Bei Listen und Aufzählungen ist dann das Wesentliche das, was *nicht* im Buch steht, und zwar Ihre eigenen Gedanken, Vorstellungen und Antworten, die Sie als Lesende haben oder für sich finden!

Sie können das Buch vollständig oder auch nur je nach Interessen teilweise lesen – am besten aber mit immer mit Muße und Geduld: Geben Sie sich und dem Text Raum und Zeit. Lesen Sie manche Sätze oder Fragen langsam, vielleicht sogar laut. Hören Sie zu und lassen Sie das Gehörte oder langsam Gelesene auf sich wirken! Ihre Assoziationen und Einfälle könnten Sie überraschen! Die Wege der Seele sind verschlungen, und manche scheinbare Sackgasse entpuppt sich letztlich doch als Abkürzung zum Ziel. Vielleicht träumen Sie sogar von einzelnen Themen des Buches!?

Seien Sie auf jeden Fall neugierig auf die Hauptperson des Buches: Sie selbst! Viel Spaß beim Lesen!

Hamburg, Deutschland   Gerhard Zarbock
im Frühjahr 2026

Danksagung Mein Dank geht an meine Mitarbeiterin Silke Wetenkamp und an meine Frau Nicole Fabisch, die zu der Erstfassung des Buches wertvolle und hilfreiche Rückmeldungen gegeben haben, die alle eingeflossen sind! Meine Frau Nicole hat neben der Rolle der Erstleserin auch die zeitintensive Rolle einer Lektorin und Korrektorin übernommen, viele Formulierungsschwächen angemerkt und mich den Text mehrfach nachbessern lassen. Das hat der Verständlichkeit und Lesbarkeit des Textes sehr gutgetan! Das abschließende Lektorat hat professionell und kompetent die Lektorin Stefanie Teichert übernommen.

Besonders danken möchte ich an dieser Stelle auch allen Patientinnen und Patienten sowie Aus- und Weiterbildungskolleginnen und -kollegen, die mit mir gelernt haben und von denen ich lernen konnte, was in der Psychotherapie wirklich wirkt und funktioniert.

Inhaltsverzeichnis

Teil IV Anhang

Teil I

Die Grundlagen verstehen: Wie bin ich – und warum bin ich so?

1

Unsere Grundbedürfnisse und deren Schicksale im Lebensverlauf

Wenn wir uns fragen, wie es uns geht und wie wir da angelangt sind, wo wir heute seelisch und sozial stehen, macht es oft Sinn, bei der Rückschau die Veränderungen unserer Grundbedürfnisse im Lebensverlauf zu berücksichtigen.

1.1 Was sind Grundbedürfnisse des Menschen?

Zu den *physischen Grundbedürfnissen*, die vorrangig zu nennen sind, gehören körperliche Sicherheit (Schutz, Schmerzfreiheit), Schlaf, Essen und Trinken. Das lässt sich noch etwas weiter ausdifferenzieren, sodass wir zu den physischen Bedürfnissen kommen, dass jeder ein Dach über dem Kopf hat und hinreichend vor Hitze und Kälte sowie gegebenenfalls auch vor Lärm und Umweltgiften geschützt ist und dass er oder sie physisch sicher ist und insbesondere vor Gewalt, sei sie körperverletzender oder sexueller Natur, geschützt ist. Schauen wir noch etwas weiter, sollten natürlich auch genug finanzielle Ressourcen zur Verfügung stehen, um den Bedarf des täglichen Lebens hinreichend zu decken und keinen Hunger und Durst erleiden zu müssen. Man sollte sich also das leisten können, was für die Durchschnittsperson in dem jeweiligen Land üblich ist.

Unter schlechten Lebensbedingungen werden unsere physischen und physiologischen Grundbedürfnisse allerdings nicht befriedigt, sondern sogar aktiv geschädigt. In diesem Zusammenhang ist es auch wichtig, zu überlegen, ob unsere physischen und physiologischen Grundbedürfnisse in Kindheit und Jugend hinreichend sichergestellt waren. Dies sollte sich nicht nur auf die eigene Person erstrecken. Vielleicht haben unsere Eltern oder auch die Groß-

© Der/die Autor(en), exklusiv lizenziert an Springer-Verlag GmbH, DE, ein Teil von Springer Nature 2026
G. Zarbock, „*Hallo, wie geht es mir?*", https://doi.org/10.1007/978-3-662-72894-9_1

elterngeneration Krieg, Vertreibung, Flucht, Arbeitslosigkeit oder massive gesellschaftliche Ungerechtigkeiten erfahren müssen, sodass über einen kürzeren oder sogar einen längeren Zeitraum ihre physischen Grundbedürfnisse, also das Bedürfnis nach körperlicher Sicherheit, nach Unverletzbarkeit, nach ausreichend und ungestörtem Schlaf, nach der Möglichkeit, genügend Essen und Trinken zu haben und sich den Jahreszeiten entsprechend kleiden zu können, massiv nicht befriedigt wurden. Solche traumatisierenden Einschränkungen der Grundbedürfnisse haben sicher auch psychische Auswirkungen, die sich manchmal über Generationen hinweg bis z. B. in die Enkelgeneration hinein zeigen können.

Aus den Schädigungen unserer physischen und physiologischen Grundbedürfnisse können sich besondere Schutz- oder auch besondere Misstrauenshaltungen oder andere Einstellungen ergeben. Vielleicht lebe ich in der Erwartung einer ständigen Katastrophe oder Bedrohung und bin deswegen gegenüber neuen Entwicklungen und anderen Menschen gegenüber besonders misstrauisch. Oder ich habe das Gefühl, dass eine Verarmung droht, und ich bin über die Maßen sparsam oder geizig und halte sehr große Vorräte vor, obwohl ich eigentlich in wirtschaftlich guten und gesicherten Verhältnissen lebe. Oder aber ich stehe unter einer untergründigen, ständigen Anspannung und erwarte immer irgendeinen Schicksalsschlag, was sich nicht so recht erklären lässt, da eigentlich alles in Ordnung ist. Oder mir ist Selbstversorgung wichtig und ich achte darauf, dass ich mich aus meinem eigenen Garten fast autark ernähren könnte. Dieses wird z. B. dann erklärlich, wenn man erfährt, dass die Eltern dieser Person Flucht und Vertreibung erlebt haben, quasi von einem Tag auf den anderen alles verloren haben und dann in einem fremden Land unter großen Mühen und Anstrengungen ganz von vorne anfangen mussten.

Vielleicht spiegeln auch Schwierigkeiten, in den Schlaf zu finden oder wieder einschlafen zu können, wenn wir in der Nacht einmal aufgewacht sind, Verletzungen unserer physischen und physiologischen Grundbedürfnisse wider. Vielleicht haben wir als Kind viel Lärm und Unruhe in der Nacht erlebt, da sich die Eltern häufig gestritten haben, oder sie waren oft abwesend, sodass uns beim nächtlichen Erwachen eine bedrohliche Unruhe oder aber eine einsame Stille ohne Trost befiel. Uns fehlte das Vertrauen, uns wieder dem Schlaf zu überlassen.

Die *psychologischen Grundbedürfnisse* satteln auf den körperlichen Grundbedürfnissen auf. Was brauchen wir, um uns psychisch wohl und sicher zu fühlen? Hier sei bereits darauf hingewiesen, dass sich Psyche und Körper nicht wirklich voneinander trennen lassen, sondern zwei Seiten der gleichen Medaille darstellen. Die Trennung zwischen physischen und psychologischen

Grundbedürfnissen ist aber dennoch sinnvoll, weil man das eine nicht ohne Weiteres auf das andere reduzieren kann. Ich kann meine Ängste, meine Bewertungen, Fantasien, Befürchtungen und Sehnsüchte nicht auf einfache körperliche oder hormonelle Fehlfunktionen reduzieren. Ich kann Hunger, Durst und physische Gewalterfahrung und die Auswirkungen von Armut nicht im Rahmen subjektiver Erfahrungsbewältigung wegdeuten.

1.2 Unsere psychischen Grundbedürfnisse

Die Existenz und Bedeutung der drei Grundbedürfnisse Bindung und Autonomie sowie Selbstwerterhöhung sind aus meiner Sicht wissenschaftlich relativ gut abgesichert. Insbesondere die psychischen Grundbedürfnisse Bindung und Autonomie sind auch in unserer Biologie verankert und lassen sich in entsprechenden „Verschaltungen" im Gehirn nachweisen. Beide stehen in enger Wechselwirkung und werden daher gemeinsam besprochen.

Die weiteren Grundbedürfnisse in dem hier vorgestellten Modell, das einer Weiterentwicklung des Modells von Klaus Grawes (1943–2005) entspricht, sind Lustgewinn und Unlustvermeidung und übergeordnet noch das Grundbedürfnis nach Identität und Konsistenz.

Bindung und Autonomie

Das wichtigste psychische Grundbedürfnis ist das der Bindung, das im engen Wechselspiel mit dem Autonomiebestreben steht. Bindung bedeutet im Prinzip, dass eine schutzgebende Person zur Verfügung steht und meine Bedürfnisse beantworten kann.

Ganz zentral ist dies für den Säugling, der gerade erst geboren wurde und darauf angewiesen ist, dass sich ihm seine Mutter und die anderen Bezugspersonen feinfühlig zuwenden und erspüren können, was er gerade braucht. Ohne diese Zuwendung würde er sterben. Im Mutterleib war das noch ganz anders: Über die Nabelschnur verbunden mit dem mütterlichen Organismus ist er praktisch automatisch, wie von selbst und eigenes Zutun, von der Mutter mit ernährt worden und schwamm gut geschützt und gepolstert im Fruchtwasser ihres Bauches. Nach der Geburt muss das Neugeborene plötzlich selbst aktiv dazu beitragen, dass seine Bedürfnisse befriedigt werden. Im glücklichsten Fall empfindet die Mutter nach der Geburt, trotz der enormen Schmerzen, die sie durchlitten hat, sofort tiefe Zuneigung und Liebe zu ihrem Kind, und das Kind kann auf dem Bauch der Mutter liegend den ihm vertrauten Herzschlag spüren, den Geruch der Mutter aufnehmen und – manche Neugeborenen sind dazu tatsächlich noch in der Lage – sich an die Brust der Mutter heranrobben, um dann nach einigem Probieren die heiß ersehnte und eben auch schon am verlockenden Duft automatisch erkannte Muttermilch genießen zu können. Auch die Mutter hat – im glücklichsten Fall – den sogenannten Milcheinschuss im Rahmen der Geburt erlebt und fühlt sich nun auch körperlich und psychisch in der Lage, den Hunger ihres Neugeborenen zu stillen. Die Möglichkeit und die Fähigkeit zu stillen, erlebt sie als innere Kraft und Kompetenz, die sie mit Stolz und Selbstvertrauen ihrem Baby anbieten kann.

Aus dieser ausführlichen Schilderung sollte hervorgehen, dass schon in dieser frühen nachgeburtlichen Situation viele Probleme lauern können: Vielleicht ist das Baby krank oder mag nicht trinken, schreit und ist schwer zu beruhigen. Oder die Mutter empfindet den Stillvorgang als unangenehm („Ich bin doch keine Kuh") oder ist aus physiologischen Gründen trotz aller Bemühungen nicht dazu in der Lage, ihren Säugling zu stillen.

Unser Medizinsystem hält hier für Mutter und Säugling durch die Hebammenbetreuung viele Hilfestellungen bereit, die eine gelingende Beziehungsaufnahme unterstützen. Daneben ist der Mensch biologisch so angelegt, dass es für die Aufnahme einer guten Bindung immer eine zweite und oft auch eine dritte Chance gibt. Aber treten zu Beginn des Lebens Probleme auf, ist dies eine Situation, in der sowohl die Mutter als auch das Kind Unterstützung bedürfen. Dies kann z. B. der Fall sein, wenn das Kind durch einen Notkaiserschnitt zur Welt gekommen ist und die Mutter einige Tage lang intensivmedizinisch behandelt werden muss.

Heute weiß man durch genaue Videobeobachtungen der frühen Mutter-Kind-Interaktion (intensiv betreuende andere Bezugsperson wie der Vater sind natürlich ebenfalls gemeint), dass es schon ab der Geburt und gegebenenfalls schon vorher zu einem intensiven Austausch zwischen Mutter und Kind kommt. Schon im Mutterleib ist das Kind in der Lage, die Stimmen von Mutter und Vater zu unterscheiden und erkennt während der letzten Schwangerschaftswochen vorgespielte Melodien nach der Geburt wieder. Eingehende Untersuchungen haben die hohe Intensität des Austauschs zwischen Mutter und Kind zeigen können. Das Baby „tanzt" quasi mit der Stimme seiner Mutter, biologische Rhythmen von Baby und Mutter synchronisieren sich auch in Form von Mikrobewegungen, insbesondere des Gesichts, durch das Emotionen ausgedrückt werden. Jeder, der näheren und längeren Kontakt mit einem Baby hatte, weiß, dass es einiger Erfahrung bedarf, Babys lesen zu können und deren Bedürfnisse richtig zu interpretieren. Wenn das Baby schreit oder strampelt, ist oft nicht sofort klar, ob es hungrig ist, sich eingenässt oder eingekotet hat, ob irgendetwas drückt, ob das Baby eigentlich schlafen möchte, aber von allein nicht in den Schlaf findet, oder ob dem Baby schlicht langweilig ist und es Unterhaltung herbeizitiert.

Aus diesen wenigen Beispielen mag deutlich werden, dass die Anforderungen an das Mutter-Kind-Team durchaus nicht unerheblich sind und die größte Last der Einstimmung natürlich aufseiten der Mutter bzw. der Eltern liegt. Dabei müssen und können die Reaktionen der Eltern im Sinne der Feinfühligkeit des „Baby-Lesens" nicht perfekt sein. Die Psychologie spricht hier davon, dass die Mutter oder der Vater nur hinreichend gut sein muss. Zur Entlastung aller Leserinnen und Leser: Man darf ruhig einige Fehler machen und Schritt für Schritt dazulernen.

Gelingende Bindung vermittelt dem Säugling das Gefühl, die Welt ist freundlich, die Welt ist sicher, ich kann darauf vertrauen, dass man sich um mich kümmert, dass es mir gut geht, dass ich das erhalte, was ich brauche. Der Psychoanalytiker Erik Erikson (1902–1994) sprach hier vom sogenannten *Urvertrauen*, das man im ersten Lebensjahr erwerben kann, wenn Bindungsangebote hinreichend vorhanden und feinfühlig genug sind.

Dem entgegen steht bei Vernachlässigungserfahrungen oder unter anderen sehr ungünstigen Bedingungen das sogenannte *Urmisstrauen*. Beim Urmisstrauen bilde ich Erwartungshaltungen aus, dass ich nicht das bekomme, was ich brauche, dass die Welt feindselig ist und ich daher von anderen Schädigungen erwarte. Ich erinnere mich hier an einen Cartoonspruch, der lautete: „Es hätte schlimmer kommen können und es kam schlimmer!" Ein solcher witzig gemeinter Spruch ist Zeichen des Urmisstrauens. Man ist nie sicher, und es kann immer noch schlimmer kommen.

Wir sehen also, dass die Art und Weise, wie wir auf der Welt willkommen geheißen wurden und wie sich die ersten Bezugspersonen um uns kümmern konnten, die Basis dafür legt, mit welcher Grunderwartung wir in der Zukunft in die Welt hineinblicken können. Selbstverständlich gibt es auch hier zweite und dritte, manchmal sogar auch vierte Chancen. Der Psychoanalytiker Alexander Mitscherlich (1908–1982) drückte dies so aus: „Nichts ist unabänderliches Schicksal, sondern immer nur drohendes Schicksal." Dies kann aber durch günstige spätere Umstände oder umfangreiche therapeutische Angebote abgemildert und verbessert werden.

Diesen Aspekt der Bindung bezeichnete John Bowlby (1907–1990) als den Aspekt des „sicheren Hafens". Wir können also immer wieder in den (mütterlichen) Hafen einlaufen, wenn wir Bedürfnisse haben oder draußen die See zu stürmisch geworden ist. Gleichzeitig ist eine stabile Bindung zur Mutter und natürlich auch zum Vater eine gute Basis für Exploration. Diese können wir schön am sogenannten Rückversicherungsblick des Krabbelkindes beobachten. Auf Videoaufnahme und live lässt sich beobachten, was passiert, wenn Mutter und Kind einer unbekannten Situation, z. B. im Kindergarten, ausgesetzt sind: Das einjährige Krabbelkind blickt kurz zur Mutter, diese nickt verstärkend, woraufhin das Kind ein Stück weiterkrabbelt, z. B. in Richtung eines Spielzeugs oder eines Spielkameraden, dann innehält, sich noch einmal umschaut, den bestätigenden Blick der Mutter sucht und im Anschluss oft auch jauchzend weiter in Richtung des begehrten Objekts krabbelt.

Aus Sicht der Bindungstheorie ist das Krabbelkind am Anfang in der fremden Situation etwas verunsichert und tankt quasi mit dem ersten Blick Sicherheit bei der Mutter auf. Dabei versichert es sich nicht nur der Gegenwart der Mutter, sondern sucht auch die Bestätigung, dass keine Gefahr droht. So wird das Kind ermutigt, auf Erkundungsgang zu gehen. Nachdem das Kind einige Meter von der Mutter weggekrabbelt ist, vermisst es diese und es besteht ein Absicherungsbedürfnis. Durch die Hinwendung zur Mutter wird die Bindung wieder bekräftigt, sofern die Mutter lächelt und nickt. In diesem Moment sinkt das Bindungsbedürfnis wieder ab, und das Bedürfnis nach Autonomie und Exploration wird stärker. Das Kind krabbelt oft mit großer Funktionslust und Freude weiter auf das begehrte Objekt zu. An diesem Beispiel zeigt sich sehr schön das Ergänzungsverhältnis von Bindung und Autonomie. Wenn das primäre Bedürfnis nach Bindung erfüllt ist und sich das Kind der Bindung sicher sein kann, taucht das Bedürfnis nach Autonomie und Exploration auf. Dies genau meinte Bowlby damit, als er die Funktion von Bindung auch als sichere Basis bezeichnete.

Eine zweite Situation, die das Wechselspiel von Bindung und Autonomie illustriert, ist das Versteckspielen des Vorschulkindes. Kinder verstecken sich gerne vor den Eltern und freuen sich kaum überhörbar, wenn das Elternteil mit der Suche beginnt und das versteckte Kind nicht gleich findet. Man kann gut nachvollziehen, dass das versteckte Kind sowohl seine Macht, sich zum Verschwinden gebracht zu haben, als auch die Aufmerksamkeit des Elternteils, das nach ihm sucht, genießt. Das „richtig" mitspielende Elternteil wird das Kind – egal wie laut es ist oder wie auffällig das Versteck auch sein mag – erst einmal nicht finden und verschiedene Fehlversuche der Entdeckung machen. Ist die Suche erfolgreich, wird das Elternteil dann oft mit freudigem Rufen des Kindes für seine „Sucharbeit" belohnt. „Hab' ich Dich endlich gefunden", sagt der mitspielende Elternteil, „ich hatte schon Sorge, dass Du Dich so toll versteckt hast, dass ich Dich gar nicht finden kann."

Auch dieses Beispiel verdeutlicht gut das Wechselspiel von Autonomie- und Bindungsbedürfnis. Die frühesten Autonomieäußerungen des Säuglings fangen schon sehr, sehr früh an. Bei genauer Beobachtung kann man entdecken, wie ein Säugling den Blick von etwas abwendet (z. B. von der zudringlich betüternden Tante), um sich vor Überstimulierung zu schützen. In diesem Zusammenhang ist wiederum die Feinfühligkeit der Eltern besonders wichtig, damit die frühe Mutter-Kind-Interaktion nicht in Schieflage gerät, wenn das Baby bei Annäherung der Mutter z. B. den Blick abwendet (weil es sich überstimuliert fühlt oder müde ist). Denkt die Mutter dann „Es liebt mich nicht. Ich habe doch aber alles richtig gemacht", kann hier schon sehr früh der Beginn einer Beziehungsproblematik gebahnt werden.

Im zweiten und dritten Lebensjahr wird das Autonomiebedürfnis des Kleinkindes stärker. Alle Eltern erinnern sich sicherlich an die Phase des Selbermachenwollens und daran, dass Kleinkinder sich manchmal gerne selbst anziehen wollen, und zwar insbesondere dann, wenn es die Eltern gerade eilig haben und mit dem Kind schnell das Haus verlassen wollen. Noch frühere Anzeichen der Autonomie lassen sich gut beim Krabbeln oder bei den ersten Laufversuchen des Kleinkindes erkennen. Sehr eindrücklich ist die Situation, wenn sich Kinder in einem Alter befinden, in dem sie entwicklungsbedingt noch nicht richtig krabbeln, sondern nur robben können. Bei den Bemühungen, einen Spielgegenstand vor ihren Augen zu erreichen, entfernen sie sich ungewollt von dem begehrten Gegenstand, weil sie sich mit den Armen nach hinten abstoßen und sich so die Entfernung zwischen ihnen und dem Gegenstand vergrößert statt kleiner zu werden. Beantwortet wird dies meist mit empörtem Gebrüll, da Wille und Wirklichkeit sich so gar nicht entsprechen.

Das Wechselspiel von Bindung und Autonomie ist also bereits sehr früh angelegt und begleitet uns durch das gesamte Leben.

„Hallo, wie geht es mir?" – Fragen zu Bindung und Autonomie

Fragen zu Bindung und Autonomie wären z. B.:

* Habe ich eine Person oder vielleicht auch eine Gruppe von Menschen oder eine Institution, die für mich so etwas wie einen sicheren Hafen in stürmischen Zeiten darstellt, den ich bei Bedarf aufsuchen kann und in dem ich mich geborgen und aufgehoben fühle?
* Gibt es für mich Personen oder Institutionen, die für mich so etwas wie einen sicheren Hintergrund bilden, von dem aus ich die Welt entdecken und in für mich unbekannte Territorien aufbrechen kann?
* Kann ich auf Personen zurückgreifen, die mich dabei unterstützen, meine eigenen Schritte zu gehen, Anforderungen zu bewältigen und Risiken einzugehen, weil ich mir sicher sein kann, dass ich zur Not zur Basis zurückkehren und dort vielleicht sogar längere Zeit verweilen kann?

Besonders in Partnerschaften spielen die Bindungssicherheit oder -unsicherheit sowie das Bedürfnis nach Autonomie und die Fähigkeit, Autonomie beim Partner ertragen, aushalten oder sogar gutheißen und fördern zu können, eine wichtige Rolle. Ebenso prägen die frühen Bindungsmuster die späteren Erwartungen in Partnerschaften bedeutsam mit:

1. Vermeide ich vielleicht Partnerschaften, weil ich der Meinung bin, dass es sich nicht lohnt oder dass die Schmerzen und Enttäuschungen überwiegen werden?
2. Befürchte ich in einer bestehenden Partnerschaft schon bei nichtigen Anlässen, dass meine Partnerin/mein Partner diese Partnerschaft beendet oder plötzlich abbricht?
3. Oder drohe ich selbst mit Beendigung und Abbruch, wenn die Partnerin/der Partner einmal nicht in der Weise verfügbar ist, wie ich es gerne hätte?
4. Bin ich in einer Partnerschaft schnell zwischen Gefühlsextremen hin- und hergerissen?
5. Wechselt sich die Sehnsucht nach Nähe schnell mit dem Wunsch nach Distanzierung ab?
6. Muss ich meinen Partner vielleicht durch Entwertungen, Beschimpfungen oder durch sexuelles Interesse für andere Person auf Distanz halten?
7. Oder verfechte ich postmoderne offene Beziehungskonzepte wie Situationships, Freundschaft plus oder Polyamorie, damit ich mich nicht auf Gedeih und Verderb nur einer Person als Bindungsobjekt ausliefern muss?

Hieran wird deutlich, wie das Bedürfnispaar Bindung und Autonomie unser ganzes Leben lang begleiten wird.

Selbstwerterhöhung und Selbstwert

Das nächste Bedürfnis ist das nach Selbstwerterhöhung oder Selbstwert. Dieses Bedürfnis scheint sich auf den ersten Blick eher in westeuropäischen oder nordamerikanischen Kulturen widerzuspiegeln, die stark individualistisch geprägt sind. In eher kollektivistischen Kulturen, die auch als Wir- im Gegensatz zu den Ich-Kulturen bezeichnet werden, tritt der Selbstwert eher in Form von Gruppenzugehörigkeit oder -status auf. Bei genauerer Betrachtung besteht zwischen den Kulturen allerdings kein allzu großer Unterschied, denn auch der Selbstwert individualistischer Kulturen ist stark von dessen Akzeptanz oder Spiegelung in der jeweiligen Bezugsgruppe abhängig. In kollektivistischen Kulturen ergibt sich der individuelle Status ebenfalls dadurch, wie akzeptiert jemand in einer Gruppe ist und wie stark er die Gruppe repräsentiert. Dadurch können in kollektivistischen Kulturen sogar stärkere Hierarchien und Unterschiede zwischen den Menschen vorherrschen als in den individualistischen Kulturen, in denen – zumindest theoretisch – alle Menschen gleichwertig und vor allen Dingen gleichberechtigt vor dem Gesetz sein sollten und nach den meisten politischen Verfassungen auch sind.

Wie entsteht nun aber Selbstwert, und wie kann damit unser Bedürfnis nach Selbstwerterhöhung befriedigt werden? Selbstwert entsteht vor allem durch Erfolgserlebnisse und Lob. Ein Kind, das z. B. im Vorschulalter die Erfahrung macht, dass seine ersten Kinderzeichnungen (hier die berühmten Kopffüßler der Kinder) von den Eltern freudig begrüßt und auch in der Küche, im Wohnzimmer oder im Flur aufgehängt werden, erfährt Lob und Freude, wodurch wichtige Selbstwertkerne gelegt werden. Gleiches geschieht durch erfreute Äußerungen wie „Ach, das hast Du aber toll gemacht", wenn das Kind etwas mit Bauklötzen baut, etwas formt oder vielleicht einen Purzelbaum schlägt. Selbstwert entsteht ebenfalls, wenn man es lobt, z. B. mit den Worten: „Ach, Du siehst ja heute wieder toll aus. Hast Du ein schönes Kleid an." Jede Form von positiver Bestätigung dem Kind gegenüber steigert dessen Selbstwertgefühl.

Bereits Kinder gleichen ab, wie ihre bewegungsmotorischen, zeichnerischen und spielerischen Leistungen im Vergleich mit anderen der gleichen Jahrgangsstufe ausfallen. Stellt es sich bei Bewegungs- oder Ballspielen relativ geschickt an und kann die Aufgaben oft bewältigen oder sogar „gewinnen"? Oder hat das Kind Misserfolgserlebnisse, kann sich schlecht koordinieren oder wird sogar von den anderen Kindern ausgelacht oder gehänselt? In Bezug auf das Selbstwertgefühl spielen die Leistungen in Schule, Sportvereinen oder außerschulischen, musischen oder anderen Aktivitäten eine große Rolle.

Problematisch wird es, wenn derartige Leistungen nicht erbracht werden können. Zum Beispiel ecken gerade Kinder mit Lern- und Leistungsschwierigkeiten oder mit Aufmerksamkeitsdefizit-/Hyperaktivitätsstörung (ADHS) oft an, können den Erwartungen ihrer Umwelt und manchmal auch den eigenen nicht entsprechen, sind verträumt, sagen dumme Dinge, zappeln, rufen dazwischen, sind nicht bei der Sache, haben nicht genau verstanden, worum es geht, oder machen Flüchtigkeitsfehler. Solche Minderleistungen, wenn sie zahlreich sind oder intensiv erlebt werden, unterminieren das Selbstwertgefühl und vermitteln dem Kind die Botschaft „Du bist schlechter als andere, Du kannst nichts".

Eine besondere Quelle von Selbstwertbehinderungen sind Herabsetzungen und Beschimpfungen von Gleichaltrigen, aber auch von Eltern. Nicht selten habe ich von Patienten und Patientinnen erfahren, dass ihre Eltern sie direkt abgewertet und gedemütigt haben. So sagte z. B. ein Vater zu seinem heranwachsenden Sohn: „Brot kann schimmeln, was kannst Du?" Ein anderer Vater verbot seiner Tochter, bei ihm im Hobbykeller anwesend zu sein und ihm zu helfen, sondern schickte das Kind mit der Bemerkung weg: „Lass bloß die Finger davon, das geht schief." Ein Lehrer demütigte einen Schüler mit Lese-Rechtschreib-Schwäche mit dem Satz „Du wirst später einmal Halbkreisingenieur" (gemeint ist Straßenfeger), oder ließ ihn mit seinem Diktatheft voller roter Fehlerstriche durch die ganze Klasse „Spießrutenlaufen".

Als selbstwertschädigend sind natürlich auch Körperstrafen zu betrachten. Manche Kinder werden physisch misshandelt, indem sie mit Gürteln, Bügeln oder Kochlöffeln so geschlagen werden, dass sie Blutergüsse erleiden, oder aber Eltern verteilen heftige Ohrfeigen oder Tritte an die Kinder. Neben den physischen Schäden vermitteln solche Handlungen der Eltern den Kindern auch Botschaften wie „Du bist nichts wert" und vor allen Dingen auch „Der Stärkere kann mit Dir machen, was er will" und „Du bist ein Nichts in meinen Händen".

Eine ähnlich destruktive Rolle können Peergroups einnehmen, wenn Mitschüler*innen systematisch verfolgt und gemobbt werden, wenn ihnen Gegenstände gestohlen oder der Schulranzen versteckt wird oder wenn sie im Vorbeigehen Schläge erhalten oder mit Sicherheitsnadeln oder Reißzwecken verletzt werden. Das Internet und die sozialen Medien haben die Möglichkeiten des Mobbings weiter potenziert: Rufmordkampagnen, demütigende (Fake-)Videos oder Ghosting können Betroffene sogar in den Selbstmord, sicher aber in tiefe Verzweiflung und sogar Depressionen treiben. Dies alles klingt sehr grausam, kommt aber leider nach meinen Praxiserfahrungen doch relativ häufig vor, zumindest bei Betroffenen, die später psychotherapeutische Hilfe suchen.

Nun gibt es natürlich auch Selbstwertquellen, die in den Leistungen und speziellen Begabungen eines Kindes liegen. Hierzu gehören künstlerische, musische, sportliche, aber auch intellektuelle Begabungen. Wenn man etwas gut kann und dies auch von der jeweiligen Umwelt positiv rückgemeldet bekommt, können spezielle Fertigkeiten wie die gute Fußballerin, der schöne Sänger, die schnelle Läuferin oder der gute Breakdancer immer Quellen der Selbstbestätigung und somit auch des Selbstwertgefühls sein.

„Hallo, wie geht es mir?" – Fragen zu Selbstwerterhöhung und Selbstwert

Sie als Leser*innen können jetzt überlegen, ob es auch in Ihrer Kindheit und Jugend solche Selbstwertquellen gab:

- Wofür sind Sie gelobt worden? Wodurch haben Sie Anerkennung erhalten?
- Was konnten und können Sie gut, sodass Sie sich bestätigt fühlen?
- Gibt es andere Dinge, mit denen Sie besonders gut angekommen sind?

Lustgewinn und Unlustvermeidung

Das Grundbedürfnis nach Lustgewinn und Unlustvermeidung bedeutet, dass man gerne Positives erlebt, Freude an Spaß, Spiel und Entspannung hat und Negativem gerne aus dem Wege geht. Dies gilt sowohl für seelische Zustände als auch für physische und physiologische Zustände, die wir ganz am Anfang schon als grundlegende körperlich bezogene Grundbedürfnisse des Menschen kennengelernt haben.

„Hallo, wie geht es mir?" – Fragen zu Lustgewinn und Unlustvermeidung

- Wie oft waren Sie in der letzten Woche glücklich? Wo? Mit wem? Wie intensiv? Wie lange?
- Welche Glücksmomente, welche Zufriedenheitsquellen gibt es derzeit in Ihrem Leben?
- Können Sie diese Glücksmomente auch genießen?
- Wann und wo waren Sie als Kind glücklich, hatten Spaß, waren ausgelassen, konnten Stolz sein?
- Gab es wiederkehrende Momente des Schmerzes, der Angst, der Beschämung, der Zurücksetzung oder der Verzweiflung?

Identität und Konsistenz

Übergeordnet ist das Grundbedürfnis nach Identität. Dies ist ein Bedürfnis, das sich erst beim Schulkind stärker zeigt. Das Bedürfnis nach Identität ist erst einmal ganz grundlegend so zu verstehen, dass man wissen möchte, wo man hingehört, wer zu einem gehört und wer man ist.

Bei einer solchen Formulierung wird deutlich, dass bei frühen Trennungen und Scheidungen sowie Zerwürfnissen in der Familie Kinder gegebenenfalls besondere Anforderungen hinsichtlich ihrer Identitätsentwicklung haben. Sie müssen herausfinden, wie sie sich zu den eventuell getrennt und mit neuen Partnern zusammenlebenden Elternteilen verhalten wollen. Wo gehören sie hin? Wer sind sie?

Die gleichen Fragen stellen sich auch verstärkt für Menschen nach Flucht, Vertreibung und Migration. Wer war ich in meiner Herkunftskultur und wer bin ich in meiner neuen Kultur? Fühle ich mich noch als Gast oder schon der neuen Kultur zugehörig und kann ich auch deren Werte und Normen vertreten? Oder stehe ich zwischen zwei Kulturen oder fühle ich mich fremd in beiden Ländern – sowohl in dem Land, aus dem ich oder meine Eltern ursprünglich kamen, als auch in dem Land, in dem ich jetzt lebe?

Zu eher globaleren Bestimmungsstücken der Identität und des Identitätsbedürfnisses gibt es ganz individuelle Identitätsentwürfe. Manche orientieren sich eng an der Herkunftsfamilie, andere grenzen sich vielleicht sogar sehr deutlich von dieser ab.

Neben diesen fast noch allgemein gehaltenen Identitätsthemen gibt es spezielle persönliche Themen, wobei es für jeden Menschen wichtig ist, dass er irgendeinen Sinn, eine innere Konsistenz, also Folgerichtigkeit und Stimmigkeit, in seiner Lebensgeschichte zu entwickeln lernt.

In der Therapie dient hierzu die sogenannte Lebenslinienarbeit, bei der ein Seil auf dem Boden den bisherigen Lebensverlauf symbolisiert, das dann um Blumen (positive) und Steine (negative Ereignisse) entlang des Lebensverlaufs ergänzt wird, die das Auf und Ab des bisherigen Lebens dokumentieren sollen. Dann wird versucht, eine Erzählung zu entwickeln, die dem Lebensverlauf Sinn und vor allen Dingen auch eine gute und förderliche Perspektive gibt.

„Hallo, wie geht es mir?" – Fragen zur Identität

Als Leserin oder Leser können Sie sich einmal folgende Fragen zu Ihrer Identität stellen:

- Wie verstehe ich mich?
- Wem fühle ich mich zugehörig? Wer ist mir ähnlich?
- Wem oder welchen Gruppen fühle ich mich nahe, und von welchen Gruppen möchte ich mich distanzieren und deutlich unterscheiden?
- Welche Werte sind mir wichtig, und wer vertritt außer mir noch diese Werte? Fühle ich mich einer Wertegemeinschaft zugehörig?

2

Risikofaktoren und Entwicklungsaufgaben – Welche Steine habe ich im Lebensrucksack?

In diesem Kapitel geht es darum, eingehender zu untersuchen, was uns das Schicksal an Bürden und Belastungen mitgegeben hat. Patienten und Patientinnen gegenüber verwende ich immer das Bild des Lebensrucksacks, in dem schwere Steine liegen, die uns die Wanderung auf unserem Lebensweg erschweren. In einem ersten Schritt ist es sinnvoll, erst einmal eine Pause einzulegen und die verschiedenen Steine in unserem Lebensrucksack, also unsere Lebensbehinderungen, Einschränkungen und spezifischen Lebensherausforderungen, genauer zu betrachten und kennenzulernen. Hierbei helfen uns drei Begriffe aus der Psychologie, und zwar der Begriff des Risikofaktors, des Schutzfaktors und der Entwicklungsaufgaben.

2.1 Risikofaktoren

Der Begriff des Risikofaktors beinhaltet all die Dinge, die Menschen das Leben schwer machen können und eine gute oder zumindest hinreichend gute Entwicklung erschweren oder sogar verhindern können. Liegt nur ein Risikofaktor vor, können wir diesen vermutlich irgendwie kompensieren. Wissenschaftliche Untersuchungen haben aber gezeigt, dass bei drei und mehr Risikofaktoren oft eine deutliche Beeinträchtigung der Entwicklung und damit auch des Lebenserfolgs auszumachen ist. Die in Tab. 2.1 aufgeführten Risikofaktoren stammen aus großen empirischen Untersuchungen, die überwiegend zwischen 1960 und 2000 erhoben worden sind (Hoffmann, 2004).

© Der/die Autor(en), exklusiv lizenziert an Springer-Verlag GmbH, DE, ein Teil von Springer Nature 2026
G. Zarbock, *„Hallo, wie geht es mir?"*, https://doi.org/10.1007/978-3-662-72894-9_2

Tab. 2.1 Risikofaktoren, deren Auswirkungen auf die psychischen Grundbedürfnisse und Emotionen sowie der Umgang mit diesen

Risikofaktoren (vgl. Hoffmann, 2004)	Auswirkung auf psychische Grundbedürfnisse und Emotionen	Umgang (Verarbeitungsmodus)
– Niedriger sozioökonomischer Status – Mütterliche Berufstätigkeit vor dem ersten Lebensjahr – Schlechte Schulbildung der Eltern – Große Familien und wenig Wohnraum – Kontakte mit Einrichtungen der „sozialen Kontrolle" – Kriminalität und Dissozialität eines Elternteils – Chronische Disharmonie/ Beziehungspathologie in der Familie („Streitfamilie") – Psychische Störungen des Vaters/der Mutter – Schwere körperliche Erkrankung des Vaters/der Mutter – Unerwünschtheit – Alleinerziehende Mutter – Trennung der Eltern vor oder kurz nach der Geburt – Autoritäres väterliches Verhalten – Sexueller und/oder aggressiver Missbrauch – Verlust der Mutter – Häufig wechselnde frühe Beziehungen – Schlechte Kontakte zu Gleichaltrigen – Altersabstand zum nächsten Geschwister weniger als 18 Monate – Uneheliche Geburt – Genetische Disposition zu Erkrankungen – Jungen vulnerabler als Mädchen	*Risikofaktoren wirken auf Grundbedürfnisse* und führen zu intensiven, ggf. chronischen Grundbedürfnisfrustrationen: – Bindung – Autonomie/Orientierung/Kontrolle – Lustgewinn/Unlustvermeidung – Selbstwert – (Übergeordnetes) Streben nach Identität und Konsistenz Emotionen sind Signale für die organisch vitale Valenz (Wertigkeit) von Situationen und werden durch Bedürfnisfrustrationen oder -befriedigungen aktiviert *Basisemotionen:* Freude/Glück, Angst, Trauer, Ekel, Wut/Ärger, Verachtung; wichtige *soziale Emotionen:* Scham, Schuld, Neid, Eifersucht, Stolz Risikofaktoren wirken auf basale, körpernahe *Regulations- und Interaktions-Lernprozesse* in der frühen Mutter-Kind-Interaktion: Mangelerfahrungen, Mini-Traumatisierungen und aversive Emotionsüberflutungen beeinträchtigen Selbsterleben (Sicherheitsgefühl), Selbstwirksamkeit, Emotionsregulation, Emotionsdifferenzierung, Entwicklung der Selbst- und Personwahrnehmung, Ich-Umwelt-Differenzierung …	Grundbedürfnisfrustrationen und dadurch entstandene chronische, lang andauernde und/oder häufig ausgelöste negative Emotionen und basale (Selbst-)Regulationsdefizite interagieren mit *Big Five:* Extra-/Introversion, emotionale Labilität, Verträglichkeit (Aggression), Gewissenhaftigkeit, Offenheit für neue Erfahrungen Je nachdem, ob ausreichend Schutzfaktoren vorliegen oder die Risikofaktoren überwiegen, kommt es zu einem *kompensierten oder dekompensierten Entwicklungsverlauf* *Schutzfaktoren/Ressourcen:* positive und stabile Beziehungsangebote Dritter, Intelligenz, Begabungen, gute Schulleistungen, soziale und emotionale Kompetenz, Attraktivität, Robustheit, Motorik/Kraft *Bei dekompensierenden Entwicklungsverläufen:* – *Überkompensation/Fight:* Aggression, Delinquenz, „vom Opfer zum Täter", Perfektionismus, Überkontrolle, Selbstüberhöhung – *Vermeidung/Flight:* Ablenkung (= aktiv), Rückzug, Einschränkung, Meidung, Sucht (= passiv) – *Erstarren/Freeze:* Dissoziation, Stupor, Numbing, Antriebsverlust – *Unterwerfung/Follow:* Überanpassung, Unselbstständigkeit, Dependenz

In unserem Modell können wir die negativen Auswirkungen von Risikofaktoren oft sehr gut dadurch erklären, dass diese sowohl die physiologischen als auch die psychischen Grundbedürfnisse in ihrer Befriedigung beeinträchtigen oder sogar traumatisierend stören. Wir können uns vorstellen, dass eine wiederholte und über einen längeren Zeitraum andauernde oder auch nur einmalige und sehr erschütternde Beeinträchtigung oder Störung des Bedürfnisses nach physischer Sicherheit und Unverletzlichkeit oder des Bedürfnisses nach Bindung, nach Autonomie, nach Selbstwert, nach der Möglichkeit, Unlust zu vermeiden und Lustvolles zu gewinnen, und das Bedürfnis nach Identität zu einem intensiven und gegebenenfalls auch länger andauernden negativen Zustand eines Menschen führt. Eine solche negative Verfassung kann sich in dem Vorherrschen negativer Emotionen wie Angst, Scham, Schuld, Ekel, aber auch Trauer äußern. Gleichzeitig dürfte oft eine diffuse innerliche psychophysische Anspannung bestehen, die sich in Unwohlsein, diffusen Schmerzen, Schwindel, Muskelverspannungen und vielleicht zahlreichen vegetativen Sensationen wie Magen- und Bauschmerzen, Darmbeschwerden, Herzunruhe etc. ausdrücken kann.

Auf der Verhaltensebene kann sich eine chronische Frustration von Grundbedürfnissen unterschiedlich ausdrücken, entweder im Sinne einer internalisierenden, nach innen gerichteten Verarbeitung in Form von ängstlichem Rückzug, Inaktivität, Schüchternheit, Trostessen oder Internetsucht oder als Versuch, die Dinge doch noch kontrollieren und sich zur Wehr setzen zu wollen, z. B. durch eine überschießende und schnell auslösbare Form von Reizbarkeit, Aggressivität und physische Angriffe auf andere oder andere Regel- und Normverletzungen (Diebstähle, Schulschwänzen).

Wenn wir die Auswirkungen von Risikofaktoren jetzt so verstehen, dass sie die Befriedigung unserer physischen und psychischen Grundbedürfnisse nachhaltig verhindern, also die Bedürfnisse chronisch frustrieren, können wir auch nachvollziehen, dass dies Auswirkungen hat auf die Bereiche Selbstwertgefühl, Selbsterleben, Emotionsregulation und die Fähigkeit, soziale Kontakte angemessen einschätzen und gestalten zu können.

In Tab. 2.1 sind mögliche Risikofaktoren, deren Auswirkungen sowie der Umgang mit diesen aufgelistet. Vielleicht wirkt diese tabellarische Übersicht auf den ersten Blick etwas dicht, da viele Begriffe, Spalten und Zusammenhänge enthalten sind. Dabei beschreibt sie eigentlich etwas sehr Alltägliches: *Sie zeigt, wie das, was wir erlebt haben, unser inneres Erleben und unser Verhalten heute prägt.* Oder in einem einfachen Bild ausgedrückt: *Sie zeigt, was in unseren Lebensrucksack gelegt wurde, was das in uns auslöst und wie wir gelernt haben, damit umzugehen.*

Wie Sie diese Tabelle lesen können

Vielleicht wirkt die **Tabelle** auf den ersten Blick etwas dicht. Viele Begriffe, viele Spalten, viele Zusammenhänge. Dabei beschreibt sie eigentlich etwas sehr Alltägliches – nur in einer verdichteten Form: *Wie das, was wir erlebt haben, unser inneres Erleben und unser Verhalten heute prägt.* Oder in einem einfachen Bild:

Die Tabelle zeigt, was in unseren Lebensrucksack gelegt wurde, was das in uns auslöst, und wie wir gelernt haben, damit umzugehen.

Die drei Ebenen – einfach erklärt

Wenn Sie die Tab. 2.1 betrachten, können Sie sie wie eine kleine Geschichte in drei Schritten lesen.

1. *Was ist mir passiert? Risikofaktoren*

Ganz links stehen Dinge, die einem das Leben schwer machen können. Das können äußere Umstände sein, z. B. wenig Geld, Streit in der Familie, Krankheit, Unsicherheit. Oder auch Beziehungserfahrungen, etwa wenig Zuwendung, viel Kritik oder wechselnde Bezugspersonen. Das sind die Steine im Lebensrucksack.

2. *Was macht das mit mir? Bedürfnisse und Emotionen*

In der mittleren Spalte wird beschrieben, was diese Erfahrungen in uns auslösen. Wenn wichtige Bedürfnisse wie Bindung, Sicherheit, Selbstwert oder Orientierung immer wieder nicht erfüllt werden, reagiert unser System. Dann entstehen Gefühle wie Angst, Scham, Traurigkeit oder innere Anspannung, oft nicht einmal bewusst – eher als Grundgefühl, z. B. *„Irgendwie bin ich nicht richtig"* oder *„Es ist nicht sicher".*

3. *Wie gehe ich damit um? Verarbeitungsmodus*

Ganz rechts steht, was wir daraus machen. Wie wir lernen, mit diesen inneren Zuständen umzugehen. Das sind unsere typischen Muster:

- Kämpfen (Fight)
- Vermeiden (Flight)

- Erstarren (Freeze)
- Anpassen (Follow)

Hierzu folgen zwei Beispiele aus dem Alltag.

Beispiele

Beispiel 1: Stellen Sie sich ein Kind vor, das in einer Familie aufwächst, in der viel gestritten wird.

- *Links (Risikofaktor):* häufige Konflikte, wenig Sicherheit, unberechenbare Stimmung
- *Mitte (Auswirkung):* Das Kind fühlt sich unsicher, angespannt, vielleicht auch schuldig („Bin ich schuld daran?"). Das Bedürfnis nach Sicherheit und Bindung wird nicht zuverlässig erfüllt.
- *Rechts (Umgang):* Das Kind beginnt, sich anzupassen. Es wird besonders brav, versucht, Konflikte zu vermeiden, spürt sehr genau, wie es den anderen geht. Als Erwachsene zeigt sich das vielleicht so: Diese Person ist sehr empathisch, hat aber Mühe, eigene Grenzen zu setzen.

Beispiel 2: Ein Junge wächst mit einem sehr kritischen Vater auf.

- *Links (Risikofaktor):* viel Kritik, wenig Anerkennung
- *Mitte (Auswirkung):* Gefühle von Scham, Unsicherheit, ein brüchiger Selbstwert
- *Rechts (Umgang):* Er entwickelt zwei mögliche Wege, beides sind Versuche, mit demselben inneren Gefühl umzugehen: Entweder zieht er sich zurück (Flight) und vermeidet Situationen, in denen er bewertet werden könnte. Oder er strebt nach Leistung (Fight im Sinne einer Überkompensation, der Verkehrung ins Gegenteil) und wird sehr ehrgeizig, perfektionistisch.

Wie Sie dieses Wissen für sich nutzen können

Tab. 2.1 schreibt Ihnen nicht vor, wie Sie zu sein haben. Vielmehr hilft sie Ihnen dabei, eine Verbindung zwischen früheren Erfahrungen, innerem Erleben und heutigem Verhalten zu sehen. Wenn Sie verstehen, woher ein Muster kommt, können Sie beginnen, anders damit umzugehen.

Vielleicht gehen Sie die Tabelle nicht analytisch durch, sondern fassen Sie eher wie eine Einladung auf, um sich eingehender mit den für Sie wichtigen Themen zu beschäftigen:

- Welche Punkte auf der linken Seite kommen mir bekannt vor?
- Welche Gefühle aus der Mitte kenne ich gut?
- Und welche Reaktionen rechts erkenne ich bei mir wieder?

Es geht nicht darum, alles zu „diagnostizieren", sondern eher darum, einen Zusammenhang zu spüren: *Das, was ich heute tue, ist nicht zufällig. Es ist eine Antwort auf etwas, das ich erlebt habe.*

2.2   Schutzfaktoren

Es ist natürlich, und hier kommen wir zum Thema der Schutzfaktoren, auch möglich, dass Menschen trotz zahlreicher Risikofaktoren ein psychisch gesundes Leben führen können. Die sogenannten Schutzfaktoren kompensieren die Risikofaktoren. Dies bedeutet, dass Schutzfaktoren die Auswirkung von Risikofaktoren abschwächen oder sogar aufheben können. Ein wichtiger Schutzfaktor ist das Vorliegen mindestens einer guten Beziehung zu einer nahestehenden Bezugsperson.

Ich habe die Geschichte einer Patientin in Erinnerung, die in einer chronischen Streitfamilie aufwuchs und mir berichtete, dass sie abends immer in ihren Kassettenrekorder hinein erzählt hätte, was tagsüber Schlimmes passiert war, und so Trost gefunden habe. Das ist ein beeindruckendes Beispiel für die Kreativität und den Überlebenswillen eines Kindes, das versucht, auch unter psychisch widrigsten Umständen noch Zuversicht zu finden und hierbei sogar statt einer realen Bezugsperson ein technisches Gerät nutzen kann.

Weitere Schutzfaktoren liegen in körperlicher Robustheit (Kraft, Ausdauer, Koordination), in einem eher nach außen gerichteten Temperament (Extraversion) sowie in einer psychophysischen Stabilität. Dies bedeutet, dass man auf ängstigende oder beunruhigende Reize anlagegemäß nicht besonders intensiv reagiert. Das Gegenteil ist ein emotional labiles Temperament, bei dem man schnell auf Reize reagiert, intensive ängstlich-angespannte Erregungen verspürt, die lange andauern und nur sehr langsam wieder abklingen. Negative Ereignisse, welcher Art auch immer, haben bei diesen Personen somit sehr viel größere Auswirkungen als bei Menschen, die nicht so intensiv auf etwas Beunruhigendes, Frustrierendes oder Erschreckendes reagieren.

Weitere Schutzfaktoren umfassen gute Intelligenz und die Möglichkeit, Dinge zu versprachlichen. Gerade in der Kindertherapie fallen einige Kinder aus schwierigen Verhältnissen dadurch auf, dass deren sprachliche Entwicklung ihrem Alter vorauseilt und sie auch schwierigste Familienverhältnisse schon im Alter von 5, 6 oder 7 Jahren recht gut benennen können. Hier ist die Kraft der Worte Trost und Stütze und kann die Auswirkung von oft sehr schwierigen und konflikthaften Familienverhältnissen auf die kindliche Seele entschärfen.

Auch Attraktivität und soziales Geschick sind Schutzfaktoren. Attraktivität bedeutet, dass das Kind von außen vermutlich mehr soziale Zuwendung, Lob und Aufmerksamkeit erfährt.

Durch soziales Geschick kommt das Kind nicht nur bei Gleichaltrigen, sondern auch bei anderen Erwachsenen gut an und kann durch positive Erfahrungen gegebenenfalls widrige Umstände oder Vernachlässigung und Gewalterfahrungen in der Kernfamilie zumindest teilweise kompensieren.

„Hallo, wie geht es mir?" – Fragen zu Schutzfaktoren

Wenn Sie selbst sich dahingehend untersuchen wollen, welche Schutzfaktoren bei Ihnen vorliegen, könnten Sie dies mit folgenden Fragen tun:

1. Was hat mir in meiner Kindheit und Jugend besonders viel Freude gemacht?
2. In welchen Situationen habe ich mich besonders wohlgefühlt?
3. Hatte ich spezielle Interessen oder Neigungen?
4. Was konnte ich besonders gut? Wofür bin ich von anderen gelobt worden?
5. Hatte ich einen guten Freund oder eine gute Freundin?
6. Hatte ich neben meinen Eltern eine Vertrauensperson?
7. War eines meiner Elternteile oder eine andere Bezugsperson jemand, der mir besonders nahestand und der mich unterstützt, beschützt und angeleitet hat?

Vielleicht finden Sie darüber hinaus weitere spezielle Konstellationen und Faktoren, die Sie in der Kindheit und Jugend beschützt und gestärkt haben, die also ebenfalls als Schutzfaktoren anzusprechen sind.

2.3   Entwicklungsaufgaben

Ein weiterer Aspekt, der uns dabei helfen kann, die Vorläufer oder die Bedingungen von möglichen psychischen Störungen im Erwachsenenalter besser zu verstehen, besteht in dem Konzept der Entwicklungsaufgaben. Dabei lassen sich normative und nicht-normative Entwicklungsaufgaben voneinander unterscheiden. Normative Entwicklungsaufgaben sind „normale" Aufgaben, die sich uns allen stellen, nicht-normative Entwicklungsaufgaben sind besondere Einflüsse wie Schicksalsschläge, denen nicht jeder im Leben zwangsläufig ausgesetzt ist.

Normative Entwicklungsaufgaben

Frühe Kindheit

Die allererste frühkindlichen Entwicklungsaufgabe nach der Geburt besteht darin, dass sich der Organismus umstellt und das Neugeborene den ersten Atemzug tun müssen. Da es nun nicht mehr über die Nabelschnur der Mutter ernährt wird, erfährt es kurz darauf Hunger und muss selbst durch das Saugen Nahrung aufnehmen. Säuglinge müssen gestillt werden, und das selbstständige Saugen eines Säuglings an der Mutterbrust ist die zweite Entwicklungsaufgabe, die auch schiefgehen kann, wenn die Abstimmung von Mutter und Kind beim Stillvorgang schwierig ist und auf beiden Seiten zu Frustrationen führt. Danach folgen die Aufgaben der Entwicklung eines Schlaf-Wach-Rhythmus und gegebenenfalls auch die zunehmende Fähigkeit, sich selbst beruhigen („am Daumen nuckeln") zu können, wenn die Pflegeperson nicht gleich beim ersten Schrei des Babys anwesend ist.

In unserer Kultur treten weitere kindliche Entwicklungsaufgaben besonders deutlich zutage, wenn das Kind zum ersten Mal in die Kinderkrippe kommt. Hier muss es lernen, sich von der Mutter zu trennen und von anderen Bezugspersonen, den Erzieher*innen, trösten zu lassen. Auch muss es nun mit einer großen Zahl anderer Kinder klarkommen und lernen, nachdrücklich auf sich aufmerksam zu machen, wenn es Bedürfnisse hat, z. B. Hunger oder Durst, oder neu gewickelt werden muss.

Kindheit und Jugendalter

Wenn wir jetzt die weiteren Entwicklungsaufgaben in ganz großen Sprüngen betrachten, kommen mit der Vorschule erste Leistungsanforderungen hinzu. Es muss etwas richtig gezeichnet oder ausgeschnitten werden, Vorgaben sind zu erfüllen. Mit Schulbeginn ist die Trennung von den Eltern länger, man muss stillsitzen, still sein und sich konzentrieren. Auch die Leistungsbewertungen werden strenger, man muss „richtig" Sprechen, Rechnen und Schreiben und auch sorgfältig Malen. Es müssen Dinge auswendig gelernt, Lieder gesungen und gymnastische Bewegungen im Sport korrekt ausgeführt werden. Hier muss das Kind lernen, Leistungsaufgaben zu erkennen und zu erfüllen oder gegebenenfalls auszuhalten, wenn es etwas nicht so gut wie die anderen kann. Gleichzeitig werden die Gleichaltrigen wichtiger. Es bilden sich kleine Gruppen, Freundschaften, aber auch „Feindschaften". Kinder müssen lernen, sich in der manchmal rauen sozialen Welt der Gleichaltrigen im Spannungsfeld von „Ich mag Dich", „Ich mag Dich nicht", „Du bist doof" oder „Willst Du mein Freund sein?" zu bewegen. Hierfür muss das Kind entsprechende soziale Aufgabenstellungen erkennen und dann auch irgendwie Wege zu ihrer Lösung finden können.

Mit der weiteren Schulzeit, insbesondere dem Übergang an die weiterführende Schule, verstärken sich die Leistungsanforderungen. Kindergruppen sortieren sich stärker nach Sympathie, aber auch nach gemeinsamen Interessen wie Sport, Musik oder anderen Freizeitbeschäftigungen. Die Gruppenbildung mit In- und Outgroups, also Eigen- oder Fremdgruppen, wird noch intensiver. Die Frage ist nun, wer zu Geburtstagen eingeladen wird und wer nicht. Erste schmerzhafte Ausgrenzungserfahrungen bis hin zu systematischen Hänseleien und Mobbing können erlitten werden. Damit umzugehen, sich Hilfe zu suchen oder sich gegebenenfalls wehren zu können, kann man als Entwicklungsaufgabe ansehen.

Im mittleren Schulalter, das heißt in der Präpubertät, ist die Auseinandersetzung mit der Geschlechtsrolle notwendig. Zu den Entwicklungsaufgaben gehört für Mädchen hierbei die erste Regelblutung, die heute durchschnittlich mit 12 oder 13 Jahren stattfindet, und auch biologisch den Abschied von der Kindheit einleitet. Ab der Präpubertät bis hinein in die Pubertät setzt sich die körperliche Reifung fort. Auch die Fragen der *Geschlechtsidentität* spielen eine Rolle und die der *sexuellen Orientierung*, die heutzutage umfassend diskutiert wird.

Es beginnen erste sexuelle Beziehungen, die Gleichaltrigengruppe wird noch wichtiger und das Elternhaus und die Beziehung zu den Eltern verlieren an Bedeutung bzw. konkurrieren mit den Peergroup-Milieus und deren Regeln, Normen und Werten.

Eine weitere Entwicklungsaufgabe in der Jugend zwischen 13 und 18 Jahren besteht zudem in der Erlangung von Schulabschlüssen, in der Wahl einer Ausbildung oder eines weiterführenden Studiums und später gegebenenfalls in der Ausformung fester partnerschaftlicher Beziehungen.

Junges Erwachsenenalter

Eine spezielle Entwicklungsaufgabe besteht auch bei Studierenden darin, dass sie in der weniger strukturierten Umgebung einer Universität nicht „verloren gehen". Wenn sie vielleicht erstmalig allein oder in einer Wohngemeinschaft wohnen, wirft sie morgens niemand aus dem Bett und achtet darauf, dass sie abends rechtzeitig schlafen gehen, sodass sie morgens ausgeruht und leistungsfrisch wieder aufwachen können. Dies obliegt nun dem jungen Erwachsenen selbst, ebenso wie der regelmäßige Besuch der Vorlesungen, die Vorbereitung auf die Prüfung und die Gestaltung von sozialen Beziehungen in Arbeits- und Freundschaftsgruppen. Der universitäre Kontext ist sehr viel weniger geregelt als der schulische und stellt somit eine spezielle Entwicklungsaufgabe an Selbstorganisation und Selbstbestimmung dar, an der manche Menschen durchaus scheitern können.

Im Alter zwischen 20 und 30 Jahren liegt außerdem die Entwicklungsaufgabe der tatsächlichen Berufstätigkeit. Auszubildende haben diese schon Anfang 20 bewältigt. Studierende sind damit erst Mitte, manchmal sogar Ende 20 konfrontiert, dass nun das Studentenleben ein Ende hat und die Berufstätigkeit mit einer oft 40-stündigen Arbeitswoche neue Forderungen und Einschränkungen bereithält. Auch dies ist eine Entwicklungsaufgabe, da alte Freiheiten aufgegeben werden müssen und neue Verantwortungen und Verpflichtungen hinzukommen.

Familienplanung und eigene Kinder

Viele Menschen gehen in dem Zeitraum zwischen 25 und 35 Jahren eine feste Partnerschaft ein, die oft mit dem Wunsch nach Familiengründung, also nach Kindern, einhergeht. Auch das Führen einer festen Partnerschaft, ob nun in Form eines Zusammenlebens oder formal nach außen durch Heirat dokumentiert, ist eine Entwicklungsaufgabe. Nicht wenige Menschen empfinden es als herausfordernd, sich nur auf einen Menschen festzulegen, mit diesem Tag und Nacht das Leben zu teilen und alte Freiheiten aufgegeben zu müssen sowie neue Verantwortungen und Pflichten anzunehmen.

Das Gleiche gilt für die Geburt des ersten Kindes. Die Partyzeit ist dann in der Regel endgültig vorbei, Schlaflosigkeit und Selbstaufopferung halten für die ersten Lebensjahre des Kindes Einzug. Gerade die Frustrationen eigener physischer (Schlaf) und psychologischer (Autonomie) Grundbedürfnisse stellen besondere Herausforderungen für junge Eltern dar. Kinder können in den ersten Jahren maßlos fordernd und anstrengend erscheinen. Viele Eltern können daher den Ausruf: „Es gibt Momente, da könnte ich es wirklich an die Wand klatschen!", sehr gut nachvollziehen.

Das Ausmaß von Frustrationen eigener Bedürfnisse wird bei psychisch stabilen Personen durch eine gute Fähigkeit zur Selbstregulation und eine umfassende Zuwendung und Liebe zum Säugling und Kind kompensiert.

Schwierige Eltern-Kind-Beziehungen bis hin zur Kindesmisshandlung haben aber ihren Ursprung gerade in diesen extremen Anforderungen in den ersten Lebensmonaten und -jahren eines Kindes. Treffen diese Anforderungen und Herausforderungen auf Eltern, die Schwierigkeiten mit der Emotionsregulation haben, die zu Überreizung und Aggressionen neigen und die selbst wenig oder keine guten Erfahrungen als Säuglinge und Kleinkinder gemacht haben, kann die Reizbarkeit zu aggressiven Handlungen bis hin zur Tötung des Säuglings führen. Immer wieder lesen wir in der Presse davon, dass schreiende Säuglinge zu Tode geschüttelt wurden, und es gibt sogar Werbekampagnen der Gesundheitsbehörde, die dafür sensibilisieren sollen, dass gewalttätiges Schütteln für Säuglinge den sicheren Tod bedeuten kann.

Mittleres Erwachsenenalter

Weitere Entwicklungsaufgaben im mittleren Erwachsenenalter können im Zusammenhang mit dem Ausbau der Karriere und in der Vereinbarkeit von Familie und Beruf entstehen.

Sie bestehen später darin, die Leere zu füllen, wenn die Kinder älter und unabhängiger werden und schließlich das Elternhaus verlassen, was durchaus ja im Alter zwischen 40 und 50 Jahren der Eltern, gegebenenfalls bei später Elternschaft auch um die 60 Jahre, passieren kann. Die Eltern müssen sich dann von den alten Rollen verabschieden und sind gegebenenfalls wieder auf ihre eheliche Zweierbeziehung zurückgeworfen oder müssen aufgegebene Interessen und soziale Kontakte neu beleben, da sie nun aus der Elternrolle entpflichtet sind.

Spätes Erwachsenenalter

Im letzten Drittel des Lebens nehmen Erkrankungen und gesundheitliche Probleme zu. Manche Erkrankung wird chronisch. Wollen und Können fallen manchmal deutlich auseinander. Irgendwann gilt es, den Übergang vom Beruf in die Rente zu gestalten. Die Aufgabe der Berufstätigkeit bringt oft das Gefühl mit sich, nun nicht mehr gebraucht zu werden. Der Freiraum, der auf einmal entsteht, kann zudem als Einsamkeit, Wert- und Sinnlosigkeit empfunden werden. Er eröffnet aber auch neue Gestaltungsmöglichkeiten: So können längst aufgeschobene Unternehmungen wie längere Reisen angegangen sowie Hobbys und Interessen weiterentwickelt werden.

Ganz am Ende des Lebens wartet auf uns alle der Tod mit den großen Entwicklungsaufgaben, dass wir es – sofern es körperlich und geistig möglich ist – unseren Hinterbliebenen nicht allzu schwer machen, von uns Abschied zu nehmen, und dass wir selbst die Endlichkeit unseres Seins annehmen können. Die Bibel hat hier die Formel „alt und lebenssatt Sterben" für einen gelungen Abschied von der Welt und dem Leben gefunden.

Nicht-normative Entwicklungsaufgaben

Beschrieben wurden bisher die normativen Entwicklungsaufgaben, also die Entwicklungsaufgaben, die sich uns allen zwangsläufig stellen – ob wir es nun wollen oder nicht. Daneben gibt es noch die sogenannten nicht-normativen Entwicklungsaufgaben. Das sind Aufgaben, die uns vom Schicksal gestellt oder aufgezwungen werden und denen nicht alle Menschen gleichermaßen ausgesetzt sind.

Hier geht es um die Bewältigung eigener schwererer körperlicher oder psychischer Erkrankungen, um frühe Todesfälle von Bezugspersonen oder gegebenenfalls sogar der eigenen Kinder. Hier geht es um herausragende und erschütternde Erlebnisse wie schwere Unfälle, Opfersein von Gewalt, Erleben von Krieg, Folter, Vertreibung und Flucht, aber auch um die Bewältigung von sexuellem Missbrauch in der Kindheit, schweren Mobbingerfahrungen, einer ausgeprägten Lese-Rechtschreib-Schwäche, einer chronischen Neurodermitis oder anderen Erkrankungen.

Auch hier gilt es für das Individuum, Wege zu finden, mit diesen zusätzlichen Belastungen umgehen zu lernen und sich trotzdem noch ein lebenswertes und positiv ausgerichtetes Leben erarbeiten zu können.

„Hallo, wie geht es mir?" – Aufgabe zu Risikofaktoren und Entwicklungsaufgaben

Im Rahmen der Selbstreflexion und Selbsterkundung kann man die eigenen Risikofaktoren, aber auch die nicht so gut bewältigten normativen und insbesondere nicht-normativen Entwicklungsaufgaben als Steine betrachten, die man im Lebensrucksack trägt.

Vielleicht haben Sie Lust, Ihren Lebensrucksack einmal aufzuzeichnen und die 5–10 schwersten Steine in diesem Lebensrucksack zu benennen.

3

Temperament, Persönlichkeit und Konstitution – Habe ich ein dickes oder ein dünnes Fell?

3.1 Temperament

Erfahrende Hebammen wissen, dass schon nach der Geburt Babys deutliche Unterschiede zeigen. In der Entwicklungspsychologie werden Babys entweder als „easy" (einfach), „slow to warm up" (langsam auftauend) oder „difficult" (schwierig) bezeichnet:

- Ein Baby wird dann als „easy" oder einfach bezeichnet, wenn es schnell einen Wach-Schlaf-Rhythmus entwickelt, gegebenenfalls schon nach den ersten Wochen mehrere Stunden am Stück durchschläft, es sich einfach Stillen bzw. Füttern lässt und kürzere Abwesenheiten der Mutter toleriert sowie z. B. auf plötzliche Geräusche oder andere potenziell erschreckende Gegebenheiten nur schwach reagiert. Ein einfaches Kind zeichnet sich auch dadurch aus, dass es Fremde, sofern sie sich angemessen mit Babysprache nähern und den gebührenden Abstand halten, anlächelt und sich freundlich ansprechen lässt.
- Schwierige Kinder wiederum sind schnell irritierbar, weinen plötzlich, sind schwer zu beruhigen, schrecken in der Nacht mehrfach hoch, sind dann schwer wieder zum Schlafen zu kriegen, haben Schwierigkeiten bei der Nahrungsaufnahme, trinken entweder gar nicht oder zu hastig und sind kaum an regelmäßige Rhythmen zu gewöhnen.
- Kinder mit einem Slow-to-warm-up-Temperament ähneln am Anfang den Kindern mit schwierigem Temperament, stabilisieren sich dann aber im Rahmen von geduldigem Bemühen und entwickeln in den ersten Monaten unter guter Pflege eine weitgehende Robustheit.

Die Debatte darum, ob das Ganze nun anlage- oder umweltbedingt, vererbt oder im weitesten Sinne erlernt sei, ist müßig. Einerseits wurde durch genetische Untersuchungen deutlich, dass auch Umwelteinflüsse Einfluss auf das Genom nehmen können und diese Veränderungen vererbt werden. Viele Zwillingsstudien zeigen, dass sich eineiige Zwillinge, die in getrennten Familien aufwachsen, oft ähnlicher sind als eineiige Zwillinge, die in der gleichen Familie aufwachsen. Es gibt also zahlreiche Belege dafür, dass sowohl die Veranlagung als auch das Lernen und die Umwelt eine große Rolle spielen.

Die Veranlagung scheint allerdings stark zu bestimmen, wie wir lernen und durch welche Reize wir besonders ansprechbar sind. Dies fußt auf der Annahme, dass das Gehirn durchaus als eine Art Hardware mit einem spezifischen Betriebssystem und fest installierten Programmen im Sinne einer Software verstanden werden kann, auf das im Laufe der Entwicklung neue Programme aufgespielt und in dem alte Programme verändert oder ersetzt werden können. Gegebenenfalls sind auch Eingriffe ins Betriebssystem oder die Hardware möglich, dies aber nur in gewissen Grenzen und in einem gewissen Umfang.

Genauso wie die Augenfarbe, die Hautfarbe, die Körpergröße und auch die Körperkonstitution weitgehend genetisch bestimmt sind, ist ihre Ausprägung, der sogenannte Phänotyp, immer auch von Umwelteinflüssen abhängig, z. B. von der Ernährung, der Sonneneinstrahlung, der Art und dem Umfang der Bewegung und des spezifischen körperlichen Trainings. Und vor allen Dingen: Auch wenn wir sagen, dass eine Problematik sicherlich starke genetische Ursachen hat, heißt das nicht, dass man nichts tun kann. Auch genetisch basiertes Verhalten lässt sich durch Lernen oder durch systematische Veränderung von Umwelten hilfreich beeinflussen und gegebenenfalls stabil verändern.

Ein hilfreiches Beispiel für den Einfluss von Genetik auf das Verhalten bietet die Betrachtung verschiedener Hunderassen, die nahe Verwandte des Wolfes sind. Es gibt Hund, die sich als Herdenschutzhunde in einer Schafherde einsetzen lassen. Das bedeutet, dass diese Hunde entgegen dem ursprünglichen wölfischen Trieb Schafe weder jagen noch töten – auch die Mutterschafe, wenn sie lammen und junge Lämmer haben –, sondern die gesamte Herde gegen angreifende Wölfe oder sogar Bären verteidigen. Oder denken Sie an den Golden Retriever, der als Apportierhund die bei der Jagd erlegte Ente unversehrt in seinem Maul dem Herrchen oder Frauchen zurückbringt. Oder denken Sie an ausgesprochen gutmütige, große und starke Familienhunde, die sich auch von Kleinkindern beturnen und malträtieren lassen, ohne auch nur zu knurren.

Demgegenüber stehen wieder andere Hunderassen, die insgesamt deutlich reaktiver sind und schneller aggressiv reagieren können wie Jack Russell Terrier oder Pinscher, die ursprünglich bei der Jagd auf Ratten eingesetzt wurden. Da Ratten wehrhaft sind, mussten sie besonders unerschrocken und agil sein.

Auch hier, so werden jetzt erfahrene Hundebesitzer*innen und vor allen Dingen Hundetrainer*innen einwenden, spielen die Erziehung und das Lernen des Hundes eine wesentliche Rolle. Wenn der Hund als Welpe von seiner Hundemutter gut versorgt und nicht zu früh von ihr getrennt wird und auch die Erziehung durch den Menschen konsequent und liebevoll erfolgt, wird der Hund sicher zu einem ungefährlichen und gelassenen Begleiter werden. Dennoch wird er die Eigenschaften, die seine Rasse ausmachen, nicht vollständig ablegen – der Herdenschutzhund schützt (teils lautstark) Haus und Hof und der Terrier begibt sich gerne einmal eigenständig auf die Jagd.

Aber zurück zum Menschen: Es scheint so zu sein, dass wir von fünf Grundausrichtungen dem (sozialen) Leben gegenüber sprechen können, die genetisch bedingt sind.

3.2 Persönlichkeit – das Fünf-Faktoren-Modell (Big Five)

Die hier besprochenen menschlichen Eigenschaften wurden in der Verhaltensbiologie so ähnlich auch bei in Gruppen lebenden Affen, z. B. Pavianen, Schimpansen oder Bonobos, beobachtet. Nach dem Fünf-Faktoren-Modell lassen sich Menschen folgenden fünf Dimensionen zuordnen, deren Ausprägung individuell variiert (von hoch bis gering).

Extraversion

Die erste Eigenschaft ist Extraversion. Extravertierte Menschen sind nach außen gerichtet, gesellig, fühlen sich in Gruppen wohl und sind auch in der Lage, sich dort gut einzufügen, sich gut kommunikativ in eine Gruppe einzubringen und bei Bedarf auch eine ganze Gruppe gut zu unterhalten.

Gegenpol ist die Introversion. Introvertierte Menschen sind nach innen gerichtet und nachdenklich, lieber für sich, lieber mit einem Buch oder Smartphone beschäftigt. Introvertierte sind verträumt, leben in ihrer Innenwelt und empfinden größere Menschenansammlungen und Geselligkeiten eher als Zwang oder Herausforderung.

Emotionale Labilität

Die zweite Dimension ist emotionale Labilität. Wie bereits beschrieben, lässt sich dies gut dadurch verdeutlichen, dass emotional labile Menschen auf negative Reize sehr schnell mit rasch einsetzender und starker physiologischer Erregung (Herzklopfen, Schwitzen, Angstgefühl, Muskelzittern) reagieren. Diese Erregung kann lange anhalten, bis sie wieder abklingt.

Gegenpol ist die emotionale Stabilität. Emotional stabile Menschen können sich nach negativen Reizen schnell wieder regenerieren. Körperliche Erregung hält nur kurzzeitig an.

Mein beiden Lieblingsbeispiele für emotional sehr stabile Menschen sind zwei Flugzeugpiloten: Einmal hat wohl in Hamburg ein Pilot beim Landen mit einer großen Passagiermaschine mit einem Flügel die Landebahn geschrammt und es dann geschafft, die Maschine wieder hochzuziehen und nach einer weiteren Schleife in einem zweiten Versuch gut und sicher zu landen. Noch dramatischer war die Landung eines amerikanischen Flugkapitäns (der auch Flugausbilder war) mit einer großen Passagiermaschine auf dem Hudson River. Kurz nach dem Start gab es anscheinend einen Motorschaden, und er hat das geschafft, was man eigentlich nicht schaffen kann. Er hat sein Flugzeug so auf dem Fluss aufsetzen können, dass alle Passagiere über die Notrutschen gerettet werden konnten.

Die beiden Flugkapitäne dürften hoch emotional stabil gewesen sein und die Angst entweder in dem Moment gar nicht empfunden oder nur geringfügig erlebt haben, sodass sie in diesem Zustand zu weit über der Norm liegenden fliegerischen Leistungen in der Lage waren.

Ein vielleicht eher ängstlicher Mensch kann sich gut vorstellen, dass er selbst in einer solchen Situation heftige Angstgefühle hätte und mit dem Tod vor Augen sicherlich nicht mehr in der Lage wäre, zielführend und extrem gut koordiniert zu handeln. Anklänge an solche Unfall- oder Beinaheunfallgeschehen erfahren viele von uns im Straßenverkehr.

Wir können uns also gut vorstellen, dass es für uns einen großen Unterschied macht, ob wir von unserer Hardware her eher emotional labil oder emotional stabil ausgestattet sind. Heute wird sogar das Persönlichkeitsmerkmal der Hochsensibilität diskutiert, das sich sicherlich auch als eine Kombination aus Introversion und hoher emotionaler Labilität deuten ließe.

Verträglichkeit

Die nächste Persönlichkeitsdimension heißt Verträglichkeit. Diese Dimension zeigt an, wie verträglich eine Person ist, ob sie den Streit sucht oder sogar provoziert, ob sie schnell auf echte oder vermeintliche Provokationen anspringt oder ob sie eher verträglich und schwer aus dem Gleichgewicht zu bringen ist, selten wütend wird und immer einvernehmliche Lösungen unter Einbezug möglichst aller Betroffenen sucht.

Aus dem Kindesalter kennen wir alle den „Streithammel" oder die „Zicke" – beides vermutlich umgangssprachlich gefasste Varianten von Kindern, die wenig verträglich sind.

Gewissenhaftigkeit

Die nächste Dimension ist Gewissenhaftigkeit. Gewissenhafte Menschen halten sich gerne an allgemein akzeptierte Regeln und Normen, empfinden schnell Schuld und orientieren ihr Verhalten eng an dem, was als moralisch gut und gesetzlich zulässig angesehen wird.

Das Gegenteil wären vermutlich Menschen, die skrupellos ihren eigenen Vorteil suchen und davon ausgehen, dass alles das richtig ist, bei dem man nicht erwischt wird.

Hierzu fällt mir der Witz ein, dass die Polizei ein Kind zum Vater bringt und sagt, es sei beim Ladendiebstahl erwischt worden. Der Vater gibt dem Kind eine Ohrfeige, sagt dann aber zum Polizisten: „Nur damit Sie sich im Klaren sind: Die Ohrfeige gab es nicht fürs Stehlen, sondern für die Dummheit, sich erwischen zu lassen." Dies wäre ein Beispiel für einen Vater, der nur eine sehr gering ausgeprägte Gewissenhaftigkeit aufweist.

Offenheit für neue Erfahrungen

Dies ist nicht nur für das Leben, sondern auch für die Psychotherapie eine wichtige Variable. Geringe Offenheit für neue Erfahrungen beschreibt Menschen, die sich auch charakterbedingt gegen Neues abschotten, die am liebsten immer in den gewohnten Gleisen bleiben, sich schwer aus Situationen lösen können, gerne in den gleichen Umständen bleiben, immer an den gleichen Ort in den Urlaub fahren, die gleichen Speisen essen, also das Gewohnte und Vertraute dem Neuen und Unbekannten vorziehen. Dies gibt ihnen Stabilität und Sicherheit, allerdings nur, solange das Alte und Bekannte auch zuträglich ist und einen großen Teil der Grundbedürfnisse befriedigen kann.

Ist jedoch die Lebenssituation aversiv, kann eine mangelnde Offenheit für neue Erfahrungen dazu führen, dass man in dem bekannten Übel verharrt und Schwierigkeiten hat, Auswege zu suchen, da man das Unbekannte fürchtet und lieber das leidhafte, negative Bekannte vorzieht.

3.3   Konstitution

Das Leben schreibt seine Geschichten auf unterschiedlichem Papier. Bereits in den vorherigen Abschnitten wurde deutlich, dass wir eben nicht als unbeschriebene Blätter zur Welt kommen, sondern dass das Blatt, auf dem das Leben unsere Geschichte aufschreibt, recht unterschiedlich sein kann. Bislang außen vor geblieben ist der Begriff der Konstitution.

Unter Konstitution ist unsere physische Ausstattung zu verstehen. Für unsere Lebensbewältigung macht es durchaus einen Unterschied, ob wir schnell krank werden, ob wir jeden Virus, der in der Luft herumfliegt, quasi anzuziehen scheinen und dann mit der Erkrankung auch lange zu tun haben oder ob wir ein gutes Immunsystem haben, das uns effektiv vor Krankheiten schützt.

Auch unser äußeres Erscheinungsbild und die körperliche Verfassung spielen eine Rolle. Sind wir sportlich, kräftig und geschickt oder verlieren wir auch motorisch schnell die Kontrolle, sind schnell erschöpft und mit komplexen Bewegungsabläufen überfordert?

Dies alles erklärt einen Teil der Unterschiede, welche Menschen überhaupt psychische Probleme oder Störungen entwickeln und wie schnell und wie einfach sie letztlich aus diesen wieder herausfinden können. Näheres dazu folgt in den weiteren Kapiteln.

4

Wie wir etwas bewältigen – Strategien im Umgang mit Belastung

4.1 Stressreaktionen oder die 4F – Fight, Flight, Freeze, Follow

Entlang unserer Biologie reagieren wir auf Belastungen im Wesentlichen mit vier unterschiedlichen Reaktionstypen: Fight, Flight, Freeze, Follow (kurz: 4F) heißen diese auf Englisch und lassen sich wörtlich mit Kampf, Flucht, Erstarren und Nachfolgen übersetzen.

Fight – Kämpfen, Angreifen, Überkompensation

Wer in der Natur kämpft in einer Bedrohungssituation? Das Lebewesen, das sich für Kampf entscheidet, ist der Auffassung, dass es a) bedroht wird und b) in der Lage ist, sich zur Wehr setzen zu können. Daher antwortet mit Gegenaggression.

In Bezug auf das Tierreich habe ich dazu zwei eindrückliche Erfahrungen gemacht: Einmal erinnere ich mich, wie mir während eines Sommerseminars in einer mittelamerikanischen Universität auf dem Campus auf einmal ein Stinktier über den Weg gelaufen ist. Kaum hatte es mich gesehen, drehte es sich mir zu und hob den Schwanz, worauf ich schnell das Weite suchte. Das Stinktier hatte mich also als Bedrohung erkannt und sofort einen Angriff vorbereitet, auf den ich dann mit Flucht reagiert habe. Ein ähnliches Verhalten eines Tieres habe ich während eines Tauchgangs in Thailand erlebt. Dort kam die Tauchgruppe in die Nähe eines Feuerfisches. Dieser stieg sogleich vom

Boden auf, machte sich groß und schien rot zu funkeln, woraufhin die Gruppe vorsichtig den sofortigen Rückzug antrat, da die Stacheln des Feuerfisches ein tödliches Gift transportieren.

Diese beiden Erlebnisse aus dem Tierreich verdeutlichen gut die Wahl von Aggression und Kampfverhalten (in den Beispielen blieb es jeweils bei der Drohung) als Bewältigungsreaktion von empfundener Bedrohung.

Bezogen auf den Menschen kennt sicherlich jeder von uns Personen, die schnell drohen, sich groß machen, schimpfen, die Stimme erheben, beleidigen und sogar körperliche Gewalt anwenden. Hierzu gehört aber auch die Über-kompensation, die sich in übermäßigem Leistungsstreben ausdrücken kann.

Flight – Fliehen, Vermeiden

Die zweite Reaktion ist die der Flucht. Wer flieht? Lebewesen fliehen, wenn sie sich bedroht fühlen, aber die eigenen Kräfte zur Gegenwehr nicht ausreichen. Es gibt typische Fluchttiere, zu denen bei uns der Hase oder das Reh gehören. Kommen wir zufällig während eines Wald- oder Feldspaziergangs in die Nähe eines solchen Tieres, das wir vielleicht nicht einmal gesehen (beim Hasen) haben, sind wir dann oft selbst überrascht und erschrecken uns, wenn unvermutet eine explosionsartige Flucht erfolgt. Wir alle kennen Menschen, die ständig auf der Flucht zu sein scheinen.

Beim Menschen gibt es außerdem als Formen der Flucht die sogenannte aktive und passive Vermeidung. Passive Vermeidung ist alles, bei dem wir uns zurückziehen, z. B. Betäubung durch Alkohol, Drogen oder endlosen Kon-sum von Internetangeboten. Aktive Vermeidung ist immer eine Form des zu viel des Guten. Jemand vergräbt sich in Arbeit, treibt exzessiv Sport oder ist so von irgendeiner Sammelleidenschaft besessen, dass für das normale Leben kaum Zeit bleibt. Diese Formen von aktiver und passiver Vermeidung kön-nen wir somit ebenfalls als eine Art Flucht ansprechen. Aus unserem eigenen Leben oder dem Leben von Menschen, die wir kennen, dürften uns hierzu sicherlich einige Beispiele einfallen.

Freeze – Erstarren

Wer erstarrt? Erstarren werden Lebewesen, wenn sie sich einer Gefahr ausge-liefert fühlen und weder fliehen noch angreifen können. Auf den Menschen bezogen ist dies exemplarisch die Situation des von nahen Bezugspersonen oder sogar den Eltern sexuell missbrauchten Kindes. Die Personen, von denen das Kind Schutz und Hilfe erwartet und vielleicht in der Vergangenheit sogar bekommen hat, erweisen sich auf einmal als Angreifer, Schädiger und Missbraucher. Das Kind kann weder fliehen (wohin denn?) noch angreifen (es ist klein und im Vergleich zum Erwachsenen wehrlos). So bleibt oft nur das Erstarren übrig, das sich auch als sogenannte Dissoziation, also mentale Betäubung und mentales Abschalten, äußern kann.

Vielleicht kennen wir auch in unserem Leben Beispiele für die Erstarrungsreaktion. Wie beschrieben, tritt sie immer dann auf, wenn man sich bedroht fühlt, aber weder angreifen oder fliehen kann.

Follow – Folgen, Unterwerfung

Wer unterwirft sich? Derjenige, der in der Gruppe oder der Beziehung bleiben will oder bleiben muss, aber anerkennt, dass er der Unterlegene ist und in der Rangordnung hinter dem Überlegenen kommt, wird sich unterwerfen.

Beim Menschen ist diese Unterwürfigkeit oft gesellschaftlich gebahnt. Alle Untertanen hatten sich unter allen Umständen ihrem König oder Lehnsherren zu unterwerfen. Aufbegehren galt schnell als Rebellion und wurde nicht selten mit dem Tod bestraft. In manchen Kulturen wird heute noch erwartet, dass sich die Frau dem Ehemann und sogar allen männlichen Verwandten zu unterwerfen hat. Daneben verlangen manche betriebliche Führungskulturen Unterwerfung, beim Militär ist dies z. B. sogar als Befehl, Gehorsam und Befehlsverweigerung institutionalisiert.

Psychologisch können wir das Folgen oder Unterwerfen ebenfalls in Konstellationen feststellen, in denen es nicht „notwendig" wäre: in Partnerschaften, Freundschaften oder informellen Gruppen. So gibt es auch in informellen Gruppen schnell „Führer", Meinungsmacher und Autoritäten, denen sich die anderen Gruppenmitglieder andienen oder anbiedern, um in der Gunst der Gruppenautorität aufzusteigen.

Im weiteren Verlauf des Buches werden wir Symptome diesen Kampf-, Flucht-, Erstarrungs- und Unterwerfungsreaktionen zuordnen. So kann man bestimmte Formen von Persönlichkeitsproblemen, z. B. die narzisstische oder die antisoziale Persönlichkeitsstörung, dem Kampf zuordnen. Die phobische Vermeidung oder auch die Sucht oder den Zwang können wir der Flucht zuordnen.

Manche Formen der Depression oder Reaktionen im Rahmen der posttraumatischen Belastungsstörung oder der Borderline-Störung können wir mit dem Erstarrungsmuster der Bewältigung in Verbindung bringen. Die soziale Phobie und die abhängige Persönlichkeitsstörung zeigen Anklänge an das Unterwerfungsmuster.

4.2   Gesunde Bewältigungsformen

Natürlich gibt es auch gesunde Formen der Bewältigung, die nicht in das Kampf-, Flucht-, Erstarrungs- und Unterwerfungsschema passen. Diese erwachseneren oder reiferen Reaktionen sind immer durch eine gewisse Zeitverzögerung zwischen Bedrohungsreiz und Reaktion gekennzeichnet. In dem Zeitraum zwischen Reiz und Reaktion finden Denken, Abwägen, Planen und Probehandeln statt. Man versucht also, die Bedrohung genauer zu verstehen, wägt mögliche Reaktions- oder auch Hilfsmöglichkeiten ab und kommt dann zu einem vielleicht sogar abgestuften Handlungsplan, der mehrere Optionen enthält und eventuell sogar die Option offenhält, sich von anderen beraten zu lassen oder sich mit anderen ähnlich Betroffenen zur Problemlösung oder zur Bewältigung der Belastungs- oder Bedrohungssituation zusammenzutun.

Vielleicht finden Sie auch hierfür in Ihrem eigenen Leben oder im Leben von Menschen, die Sie kennen, Beispiele.

5

Wen und was wir suchen – Freundschaft, Gruppenrolle, Liebe und Partnerschaft

5.1 Einstiegsszene: Schon wieder derselbe Mensch?

Anna sitzt in einem Café. Vor ihr steht eine Tasse Cappuccino, die längst kalt geworden ist. Ihr gegenüber sitzt Daniel, und während er spricht – und er spricht nun schon seit geraumer Zeit – reiht sich eine Geschichte an die nächste: über seinen stressigen Job, über den schwierigen Chef, über eine Exfreundin, die ihn „einfach nicht verstanden hat", und über seine Familie, die ihn, so sagt er, ständig unter Druck setze. Anna nickt. Sie stellt Fragen. Sie hört zu. So wie sie es immer tut.

Und während Daniel weiterredet, bemerkt Anna etwas Seltsames. Es ist kein klarer Gedanke, eher ein leises Gefühl, das sich langsam in ihr ausbreitet. Ein Gefühl von Vertrautheit, allerdings nicht im Sinne von Nähe oder Wärme, sondern eher im Sinne von: *Das kenne ich doch.* Fast wie ein Echo aus einer anderen Zeit. Sie kennt diese Situation. Und je länger sie sitzt und zuhört, desto deutlicher wird ihr, wie gut sie sie kennt.

Schon in der Schule gab es Freundinnen, die ständig Probleme hatten. Später im Studium war es ähnlich: Es gab immer jemanden, der Unterstützung brauchte, der unsicher war, der sich an sie wandte. Auch in ihren Beziehungen zeigte sich ein Muster, das ihr jetzt, in diesem Moment plötzlich erstaunlich klar vor Augen tritt. Am Anfang fühlte es sich oft gut an, fast sogar besonders. Da war jemand, der ihr vertraute, jemand, der sich öffnete und sie brauchte. Doch mit der Zeit verschob sich etwas. Sie hörte zu, sie hielt aus und sie ver-

G. Zarbock, *„Hallo, wie geht es mir?"*, https://doi.org/10.1007/978-3-662-72894-9_5

suchte, zu verstehen. Und irgendwann war sie müde. Nicht ein bisschen müde, sondern tief erschöpft, und zwar auf eine Weise, die sich schwer in Worte fassen lässt.

Während Daniel gerade eine weitere Episode aus seinem Arbeitsalltag schildert, taucht plötzlich ein alter Satz in ihrem Inneren auf. Ein Satz aus ihrer Kindheit. Ihre Mutter hatte ihn oft gesagt: „Sei lieb. Dann gibt es keinen Streit."

Und Anna merkt, fast ein wenig erschrocken, dass dieser Satz noch immer in ihr lebt, nicht als bewusste Entscheidung, sondern als leise, selbstverständliche Haltung. In diesem Moment beginnt sich etwas zu ordnen. Vielleicht ist es kein Zufall, dass sie immer wieder Menschen begegnet, die viel Raum brauchen. Vielleicht ist es auch kein Zufall, dass sie sich gerade zu solchen Menschen hingezogen fühlt.

Vielleicht erkennt ihr inneres System etwas Vertrautes. Etwas, das sie schon lange kennt. Daniel beendet gerade seine Geschichte über den Chef, lehnt sich zurück und wendet sich an sie: „Aber genug von mir. Wie geht es dir eigentlich?" Anna lächelt und antwortet wie von selbst: „Ach, alles gut."

Doch innerlich taucht zum ersten Mal eine andere Frage auf, die sie sich so noch nie gestellt hat: *Warum gerate ich eigentlich immer wieder in dieselbe Rolle?*

5.2   Suchraster – Woraus es sich zusammensetzt

Vielleicht kennen Sie selbst Momente wie in obiger Einstiegsszene – möglicherweise nicht genau in dieser Form, aber in einer ähnlichen. Vielleicht haben auch Sie schon einmal gedacht: *Am Anfang ist alles anders – und am Ende ist es wieder dasselbe.* Sollte das so sein, dann ist das oft nicht auf einen Zufall zurückzuführen. Es liegt an etwas, das wir selten bewusst wahrnehmen, das aber einen großen Einfluss darauf hat, wie wir Beziehungen eingehen und gestalten: an unserem inneren Suchraster. Ein Arbeitsblatt im Anhang lädt zum Erkunden Ihres Suchrasters ein (s. Arbeitsblatt 1).

Diese Suchraster sind keine bewussten Checklisten im Sinne von: „Ich möchte einen Partner, der …" oder „Ich brauche Freunde, die …" Sie funktionieren eher wie ein inneres Radar, das auf bestimmte Signale besonders stark anspringt, während andere kaum wahrgenommen werden. Dieses Radar entsteht nicht im Hier und Jetzt. Es bildet sich im Laufe unserer Lebensgeschichte, geprägt durch Erfahrungen, durch wiederholte Situationen oder durch erfüllte, aber auch durch enttäuschte Bedürfnisse.

Es speichert, oft von uns unbemerkt, all das, was sich vertraut anfühlt, was sich sicher anfühlt, und manchmal auch, was sich zwar schwierig anfühlt, aber eben auf eine vertraute Weise schwierig. Genau deshalb kann es passieren, dass wir immer wieder in ähnliche Konstellationen geraten, ähnliche Rollen einnehmen und ähnliche Dynamiken erleben – selbst dann, wenn wir uns eigentlich etwas ganz anderes wünschen.

In den bisherigen Kapiteln haben wir viele Bausteine kennengelernt, aus denen sich unser inneres Beziehungssystem zusammensetzen lässt. Da ist zunächst unser *Lebensrucksack* mit den Steinen, die uns das Leben schwerer gemacht haben, und den Schutzfaktoren, die uns trotzdem getragen haben. Da sind unsere *biografischen Schlüsselsituationen*, also die Momente, in denen unsere Grundbedürfnisse besonders stark enttäuscht oder besonders gut erfüllt wurden. Da ist unsere *Big-Five-Konstellation*: Bin ich eher extravertiert oder eher zurückhaltend? Emotional stabil oder empfindsam? Verträglich oder konfrontativ? Gewissenhaft oder flexibel? Offen oder eher sicherheitsorientiert? Da ist unsere *körperliche Konstitution*, also wie robust, kräftig, verletzlich oder attraktiv wir uns fühlen – und wie die Umwelt darauf reagiert hat und aktuell reagiert. Und da sind unsere gewohnheitsmäßig bevorzugten *4F-Strategien*. Ergänzen lassen sich noch die *negativen Lebensbotschaften*, die sich in uns festgesetzt haben, sowie unsere *regulativen Stärken und Defizite*, auf die ich später im Buch noch vertiefend eingehen werde.

All diese Dinge wirken in Beziehungen nicht als Theorie oder bewusste Planung, sondern als Gefühle, als Mischung aus Emotionen, Körperempfindungen und automatischen Gedanken. Sie entscheiden darüber, wen wir als „vertraut", „sicher" oder „spannend" erleben, aber auch, wen wir unbewusst vermeiden.

Simpel formuliert: Wir suchen Menschen, bei denen wir hoffen, dass unsere Bedürfnisse endlich gut erfüllt werden. Und wir suchen Menschen, bei denen wir glauben, dass unsere alten Ängste nicht wieder aktiviert werden. Oder zumindest hoffen wir, dass es „dieses Mal" anders werden kann, da wir genug gelernt haben, um „es" besser zu machen oder besser kontrollieren zu können.

Das klingt logisch. Aber hier beginnt die eigentliche Dynamik, denn die Suche kann zwei Richtungen nehmen.

5.3 Wiederholung und Gegenteil – zwei unbewusste Suchstränge

Ich schildere im Folgenden anhand von zwei Fallbeispielen, Mara und Jonas, wie sich die Suchstränge in den verschiedenen Lebensbereichen ausdrücken. Aber zuerst werden kurz die beiden Suchstränge Wiederholung und Gegenteil und ihre Ursachen und Ziele vorgestellt:

- *Wiederholung – Beziehungen im vertrauten Muster:* Wir suchen Beziehungen, die zu unserer Geschichte passen und die unsere vertrauten Rollen bestätigen. Das ist oft schmerzhaft. Trotzdem fühlt es sich erstaunlich „richtig" an – nicht im Sinne von gut, sondern im Sinne von bekannt. Das Bekannte erscheint oft sicherer als das Unbekannte, selbst wenn es wehtut. Das Bekannte wird automatisch als attraktiv eingeschätzt, einfach, weil es bekannt ist. In der Sozialpsychologie ist das als Vertrautheitseffekt dokumentiert: Bekanntes wird als weniger gefährlich und somit sicherer eingestuft, was positive Gefühle auslöst.
- *Gegenteil – „Nie wieder so!":* Wir suchen das Gegenteil von dem, was uns früher verletzt hat. Die inneren Botschaften lauten: „Nicht noch einmal", „Nie wieder mit mir" oder „Dieses Mal mache ich alles anders." Auch das klingt logisch. Aber auch hier lauert eine Falle: Wenn „Andersartigkeit" zur starren Vorgabe oder Zwangsregel wird, zahlen wir wieder einen Preis. Vielleicht übersehen wir die „Nachteile" des Neuen und einige Merkmale des Bekannten wären durchaus gut und hilfreich für uns.

Beide Suchstränge können kurzfristig entlasten. Beide können langfristig durch ihre Starrheit das Problem fixieren. Dies werden wir uns jetzt anhand von zwei Ausgangslagen einmal genauer anschauen.

Mara: „Ich bin lieb, dann bleibt es ruhig."

Ausgangslage

Mara ist 36 Jahre alt. Sie wirkt freundlich, klug und zugewandt, und viele Menschen mögen sie auf Anhieb. Sie ist diejenige, die sich merkt, wer wann Geburtstag hat, die organisiert, die zuhört und die in schwierigen Situationen zuverlässig funktioniert.

Schon als Kind war Mara in gewisser Weise „zu früh erwachsen". Manche fanden sie sogar altklug, andere bewunderten ihre Vernünftigkeit. Doch hinter dieser frühen Reife stand eine familiäre Situation, die wenig Raum für kindliche Unbeschwertheit ließ. Der Vater war unberechenbar. Nicht unbedingt durchgehend brutal, aber launisch und schwer einzuschätzen. Wenn er gestresst war, konnte er plötzlich ausrasten, Türen knallen, abwertende Sätze sagen wie: „Du kannst aber auch gar nix!" – und kurze Zeit später so tun, als ob nichts gewesen sei. Die Mutter wiederum war eher erschöpft und konfliktscheu. Ihr zentrales Anliegen war es, den Frieden aufrechtzuerhalten, möglichst um jeden Preis.

In dieser Konstellation lernte Mara sehr schnell etwas, das für sie zu einer grundlegenden inneren Orientierung wurde: Wenn sie „lieb" ist, wenn sie ausgleicht, wenn sie Stimmungen früh erkennt und reguliert, dann wird es ruhiger. Dann eskaliert es nicht. Dann bleibt es erträglich. Aus solchen Erfahrungen kann sich eine Lebensbotschaft entwickeln, die sich später wie von selbst aktiviert. In Maras Fall könnte sie etwa lauten: *„Wenn Du es den anderen recht machst, bist Du sicher"* oder auch: *„Meine Bedürfnisse stören. Die Wünsche der anderen sind wichtiger."*

In ihren automatischen Stressbewältigungsreaktionen zeigt sich dies deutlich. Ihre Tendenz geht klar in Richtung *Follow*, also Folgen, Anpassung und Beschwichtigung. In belastenden Situationen kann es zusätzlich zu Anteilen von *Freeze* kommen – ein inneres Erstarren, wenn es zu viel wird. Auch ihre Persönlichkeitsstruktur fügt sich in dieses Bild: hohe Verträglichkeit, ausgeprägte Gewissenhaftigkeit, eher introvertiert und emotional stabil. Ihre körperliche Erscheinung ist eher zart, wenig raumgreifend und verstärkt zudem, wie andere auf sie reagieren und welche Rolle ihr implizit zugeschrieben wird.

Vor diesem Hintergrund wird verständlich, dass sich in ihrem späteren Leben bestimmte Beziehungsmuster nicht zufällig entwickeln. Vielmehr entstehen aus dieser Ausgangslage zwei unterschiedliche Suchrichtungen, die beide auf ihre Weise sinnvoll erscheinen – und doch jeweils ihren Preis haben.

Suche nach Wiederholung

Freundschaft. Mara findet scheinbar ganz wie von selbst immer wieder Freundinnen, die viel Raum brauchen. Es sind Frauen in Krisen, die überfordert sind, die verlassen wurden oder sich immer wieder neu sortieren müssen. In diesen Beziehungen übernimmt Mara fast selbstverständlich die Rolle des stabilen Gegenübers, des „sicheren Hafens".

Erst nach und nach – oft zu spät – bemerkt sie, dass die Gegenseitigkeit fehlt. Dass sie viel gibt, viel hält, viel versteht, während sie selbst kaum vorkommt. Wenn es ihr schlecht geht, spricht sie selten darüber. Nicht, weil ihre Freundinnen grundsätzlich unverständig wären, sondern weil es sich für sie innerlich nicht richtig anfühlt, Raum einzunehmen. Es ist, als würde sie die anderen zusätzlich belasten – etwas, das sie möglichst vermeiden möchte. Vielleicht kennen auch Sie dieses Gefühl: Man ist sehr gut darin, für andere da zu sein und gleichzeitig ungeübt darin, selbst gehalten zu werden.

Gruppenrolle. Auch in Gruppen zeigt sich dieses Muster deutlich. Mara nimmt Spannungen früh wahr. Sie spürt, wenn etwas kippen könnte, und beginnt fast automatisch zu vermitteln, zu glätten, zu übersetzen. Für die anderen ist das angenehm, oft sogar sehr entlastend. Und genau darin liegt die Schwierigkeit. Denn Rollen, die für ein System gut funktionieren, werden selten hinterfragt. Mara zwar wird gebraucht – aber nicht unbedingt als eigenständige Person mit eigenen Bedürfnissen, sondern in ihrer Funktion als Vermittlerin.

Sobald sie davon abweicht, etwa indem sie einmal Nein sagt oder sich zurückzieht, meldet sich sofort ein innerer Alarm: *„Jetzt kippt die Stimmung. Jetzt werde ich abgelehnt.“*

Partnerschaft. In Partnerschaften wiederholt sich dieses Muster oft in besonders intensiver Form. Mara gerät häufig an Männer, die dominant sind, kritisch oder emotional wenig verlässlich. Diese sind nicht immer offen aggressiv oder gewalttätig, manchmal auch „nur“ stark auf sich selbst bezogen – aber die Dynamik ist ähnlich wie in Gruppen oder mit Freundinnen. Mara passt sich an. Sie reguliert automatisch für zwei.

Wenn der Partner angespannt ist, wird sie vorsichtiger. Wenn er gestresst ist, wird sie noch hilfsbereiter. Wenn er sich zurückzieht, wird sie freundlicher, fragt nach, versucht, die Verbindung zu sichern. Man könnte sagen: Mara hält die Beziehung aufrecht, indem sie sich selbst kleiner macht. Und hier wird sichtbar, wie Suchraster wirken. Das innere System sucht nicht zufällig, sondern orientiert sich an dem, was vertraut ist – und es findet genau das auch. Mara ist für diese Partner „ideal“: loyal, belastbar, wenig fordernd. Der Preis ist allerdings hoch: *Ihre Autonomie und ihr Selbstwert bleiben dauerhaft unterversorgt.*

Suche nach dem Gegenteil

Irgendwann, oft nach einer besonders erschöpfenden Beziehung oder einem schmerzhaften Bruch, entsteht in Mara ein neuer innerer Satz: *„Das mache ich nie wieder.“* Und von diesem Punkt an beginnt sie, anders zu suchen.

Freundschaft. Nun richtet sie sich stärker auf „stabile“ Menschen aus, also auf diejenigen, die wenig brauchen, die sachlich sind, die emotional weniger schwanken. Zunächst fühlt sich das sehr entlastend an – weniger Drama, weniger Krisen, weniger Anforderungen. Doch nach einiger Zeit verändert sich das Erleben. Was zunächst wie Ruhe erschienen ist, zeigt sich nun auch als Leere. Denn diese Stabilität ist nicht unbedingt Ausdruck von Nähe, sondern oft eher Ausdruck von Distanz oder geringer Bedürftigkeit.

Wenn Mara selbst einmal etwas braucht oder zeigt, dass es ihr nicht gut geht, wird das leicht übergangen oder bleibt unbeantwortet. So entsteht ein neues Gefühl: nicht mehr Überforderung, sondern *Unsichtbarkeit*.

Gruppenrolle. Auch in Gruppen versucht Mara nun, ihre alte Rolle zu verlassen. Sie sagt sich: „Ich muss nicht immer vermitteln. Ich kann mich auch zurückhalten." Und tatsächlich gelingt ihr das äußerlich oft. Innerlich jedoch bleibt ihr System wachsam. Es scannt weiterhin die Stimmung, nimmt Spannungen wahr, reagiert sensibel – nur dass sie jetzt nicht mehr regulierend eingreift. Genau dadurch entsteht allerdings manchmal mehr Unruhe im System, was bei Mara sofort ein vertrautes Gefühl auslöst: Schuld. Nicht, weil sie objektiv etwas falsch gemacht hätte, sondern weil ihr inneres Modell weiterhin sagt: *Du bist verantwortlich dafür, dass es ruhig bleibt.*

Partnerschaft. In der Partnerschaft sucht Mara nun bewusst das Gegenteil von früher: einen Menschen, der ruhig und stabil ist, nicht kritisiert, nicht fordert – vielleicht sogar jemanden, der sie weitgehend „in Ruhe lässt". Zunächst fühlt sich das wie eine Befreiung an. Doch mit der Zeit merkt sie: Ruhe ist nicht automatisch Bindung.

Manche Menschen wirken stabil, nicht weil sie gut reguliert sind, sondern weil sie emotional wenig in Kontakt gehen. Mara erlebt dann zwar keine Angriffe mehr, aber auch keine echte Resonanz, keine Tiefe, keine spürbare Gegenseitigkeit. Der Schutz vor Verletzung ist gelungen. Aber gleichzeitig geht etwas anderes verloren. Der Preis für die Suche nach dem strikten Gegenteil besteht darin, dass zwar alte Risiken vermieden werden, aber auch zentrale Bedürfnisse nach Nähe und lebendiger Verbindung unerfüllt bleiben.

Zwischengedanke

Mara zeigt sehr schön, dass beide Suchraster eigentlich etwas Sinnvolles bewirken sollen:

* Die Suche nach Wiederholung und Vertrautheit will um jeden Preis Vertrautheit und Bindung sichern.
* Die Suche nach dem Gegenteil will um jeden Preis Sicherheit schaffen und alte Gefahren vermeiden.

Beides ist verständlich. Und beides kann zu Starrheit führen, wenn diese Mechanismen unbewusst bleiben.

Jonas: „Ich darf nicht schwach sein."

Ausgangslage

Jonas ist 40 Jahre alt. Nach außen wirkt er leistungsstark, zuverlässig und ist eher rational orientiert. Er ist nicht unfreundlich, aber auch nicht besonders weich oder zugänglich. Manchmal wirkt er distanziert, als würde er einen gewissen Abstand wahren, der ihm selbst Sicherheit gibt. Wenn man genauer hinschaut, wird verständlich, woher das kommen könnte.

Als Kind war Jonas häufig Ziel von Kritik. Sein Vater war stark leistungsorientiert und äußerte sich oft ironisch, manchmal beschämend. Gefühle hatten in diesem Klima wenig Platz. Sätze wie „Ein Junge heult nicht", „Stell dich nicht so an" oder „Das war ja klar" gehörten zum Alltag. Vielleicht gab es auch Botschaften wie: „Aus dir wird nie etwas, wenn du dich so verhältst." Für ein Kind sind das nicht einfach nur einzelne Bemerkungen. Regelmäßig gehört, formen sie allmählich eine innere Haltung, ein Verständnis davon, wie man sein muss, um akzeptiert zu werden – oder zumindest nicht abgewertet zu werden.

Jonas lernte auf diese Weise etwas sehr Grundlegendes: dass Schwäche gefährlich ist, dass Scham vermieden werden muss und dass Kontrolle ein Mittel ist, um sich davor zu schützen. Aus solchen Erfahrungen kann sich eine negative Lebensbotschaft entwickeln, die später fast automatisch wirksam wird, etwa in der Form: *„Du genügst nicht"* oder: *„Wenn du Fehler machst, wirst du abgewertet."*

Auch in seinen automatischen Stressbewältigungsreaktionen zeigt sich diese Prägung deutlich. Jonas neigt in belastenden Situationen häufig zu Fight, also zu argumentativem Auftrumpfen, Kontrolle und Gegenangriff. In anderen Situationen zeigt sich eher Flight, etwa durch Rückzug in Arbeit, Sport oder soziale Aktivitäten, die wenig emotionale Tiefe erfordern – manchmal auch durch Formen von Ablenkung oder Vermeidung, die kurzfristig entlasten, langfristig aber wenig lösen.

Seine Persönlichkeitsstruktur passt dazu: hohe Gewissenhaftigkeit, ein eher geringer Grad an Verträglichkeit in Konflikten, extravertiert im Auftreten, emotional jedoch nicht unbedingt stabil, sondern eher so, als ob früh gelernt wurde, innere Unsicherheit zu überdecken und zu kontrollieren. Auch seine körperliche Präsenz ist bedeutsam: Jonas wirkt kräftig, muskulös, durchsetzungsfähig – ein Erscheinungsbild, das von außen oft als Stärke gelesen wird und diese Rolle zusätzlich stabilisiert.

Vor diesem Hintergrund wird verständlich, dass sich auch bei Jonas bestimmte Beziehungsmuster entwickeln, die nicht zufällig sind. Wie bei Mara zeigen sich auch bei ihm zwei unterschiedliche Suchraster, die jeweils einen Versuch darstellen, mit den eigenen inneren Erfahrungen umzugehen. Jonas sucht konkordant Anerkennung, Rang und Härte.

Suche nach Wiederholung

Freundschaft. Jonas bewegt sich in Freundschaften, in denen man gut miteinander funktioniert. Man trifft sich zum Sport, spielt Fußball, bereitet sich gemeinsam auf einen Marathon vor. Gespräche drehen sich um Projekte, um Leistung, um äußere Themen – manchmal auch um Politik oder gesellschaftliche Entwicklungen. Was dabei auffällt, ist weniger das, was gesprochen wird, als das, was kaum vorkommt. Verletzlichkeit, Zweifel, Unsicherheit oder Sehnsüchte bleiben meist außen vor.

Das ist nicht grundsätzlich problematisch, hat aber seine Grenzen. Denn in dem Moment, in dem Jonas selbst belastet ist, in dem er leidet oder ins Wanken gerät, wird es still. Er spricht nicht darüber. Zum einen möchte er niemandem zur Last fallen. Zum anderen wirkt in ihm die Überzeugung, dass Schwäche schnell zu Abwertung führen könnte und dass andere ohnehin wenig helfen können.

Gruppenrolle. In Gruppen übernimmt Jonas häufig eine klare Rolle. Er strukturiert, führt, bringt Dinge auf den Punkt. Er ist schnell im Denken, präzise in der Argumentation und wenig tolerant gegenüber Unklarheit. Wenn Diskussionen aus seiner Sicht zu vage werden, greift er ein, korrigiert, lenkt. Das wird oft geschätzt, weil es Orientierung schafft. Gleichzeitig bleibt etwas anderes dabei unsichtbar: Denn wenn andere zögern oder unsicher sind, reagiert Jonas häufig mit Ungeduld, ohne unbedingt wahrzunehmen, dass hinter diesem Zögern oft Angst oder Unsicherheit stehen. Und genau diese inneren Zustände sind ihm selbst wenig zugänglich, weil sie in seiner eigenen Entwicklung früh als unerwünscht oder gefährlich markiert wurden.

Partnerschaft. In Partnerschaften zeigt sich dieses Muster besonders deutlich. Jonas fühlt sich häufig zu Menschen hingezogen, die ebenfalls stark wirken – oder zu solchen, die ihn bewundern, zugleich aber auch kritisch sind. Die Beziehung wird dann leicht zu einem Feld, in dem Leistung, Vergleich und Bewertung eine zentrale Rolle spielen.

Man misst sich, manchmal ganz konkret, etwa im Sport. Aber auch in anderen Bereichen entsteht ein impliziter Wettbewerb: Wer hat recht? Wer setzt sich durch? Wer gestaltet besser? Es gibt wenig Raum für Weichheit, für Unsicherheit, für ein gemeinsames Aushalten von Verletzlichkeit. Wenn Jonas sich kritisiert fühlt, reagiert er häufig mit Fight: Gegenargumente, Rechtfertigung, Kontrolle. Gelegentlich reagiert er auch mit Flight: Rückzug, Schweigen, emotionaler Distanz. So entsteht eine Dynamik, in der Bindung zunehmend durch Kontrolle ersetzt wird. Der Selbstwert bleibt eng gekoppelt an Leistung, Gewinnen, das Gefühl, im Recht zu sein.

Irgendwann jedoch kommt bei vielen Menschen ein Punkt, an dem diese Form des Funktionierens erschöpfend wird. Vielleicht nach einer Trennung, vielleicht nach einem beruflichen Einbruch, vielleicht auch in einem stilleren Moment der Selbsterkenntnis, in dem Jonas bemerkt: Er gewinnt zwar viele Auseinandersetzungen, ist aber dennoch zumeist allein. Aus dieser Erfahrung heraus entsteht ein Gegenimpuls: *„Ich will das nicht mehr. Ich will Ruhe."*

Suche nach dem Gegenteil

Freundschaft. In der Folge sucht Jonas nun verstärkt Kontakte zu Menschen, die ihn nicht kritisieren, die freundlich sind, die keinen Druck auf ihn ausüben. Zunächst fühlt sich das entlastend an. Doch nach einiger Zeit tritt eine neue Erfahrung in den Vordergrund.

Diese Ruhe wirkt nicht unbedingt wie Sicherheit, sondern eher wie Leere. Nicht, weil Jonas Drama braucht, sondern weil sein inneres System über viele Jahre hinweg auf Spannung eingestellt war. Ohne diese Spannung fehlt ihm etwas, das er lange als selbstverständlich erlebt hat.

Gruppenrolle. Auch in Gruppen versucht Jonas nun, sich zurückzunehmen. Er will nicht mehr führen, nicht mehr korrigieren, nicht mehr eingreifen. Äußerlich gelingt ihm das teilweise. Innerlich jedoch entsteht ein neuer Druck. Denn ein Teil in ihm bleibt überzeugt: *Wenn ich nicht eingreife, läuft es schief.* So entsteht eine Form von innerer Anspannung, die nicht mehr als Kontrolle nach außen sichtbar wird, sondern als Selbstunterdrückung nach innen wirkt.

Partnerschaft. In der Partnerschaft sucht Jonas nun bewusst nach einem Gegenpol zu früher. Er wendet sich Frauen zu, die sanft sind, verständnisvoll, wenig bewertend. Das kann zunächst sehr heilsam sein. Und gleichzeitig kann genau hier eine neue Spannung entstehen. Denn wenn in Jonas weiterhin die alte Botschaft „Ich darf nicht schwach sein" wirksam ist, dann wirkt die Sanftheit des anderen wie ein Spiegel.

Dieser Spiegel zeigt ihm das, was er sich selbst bislang kaum erlaubt hat: Verletzlichkeit. Diese Erfahrung kann irritierend sein. Manchmal reagiert Jonas dann paradox: Er beginnt, die Sanftheit abzuwerten („zu weich"), wird unruhig oder testet Grenzen, als müsste er prüfen, ob diese Form von Beziehung wirklich trägt. So zeigt sich auch hier ein Preis: Zwar hilft das Gegenteil, alte Härte zu vermeiden. Allerdings kann es gleichzeitig dazu führen, dass Jonas sein eigenes Temperament, seine Spannung und seine Lebendigkeit nicht gut integriert.

Was lernen wir aus diesen Konstellationen?

Vielleicht wird an diesen beiden Beispielen etwas deutlich, das viele Menschen aus ihrem eigenen Leben kennen. Beziehungen wirken oft wie ein Wiederholungsfilm. Nicht, weil wir es so wollen, sondern weil wir – meist unbewusst – immer wieder ähnliche Konstellationen aufsuchen. Wir suchen nicht einfach Menschen. Wir suchen Situationen, in denen unsere Grundbedürfnisse auf vertraute Weise angesprochen werden – sei es in der Hoffnung, dass sie dieses Mal besser erfüllt werden, oder in dem Versuch, alte Verletzungen möglichst zu vermeiden. Und genau hier liegt der entscheidende Punkt.

5.4 In Beziehungen kombinieren sich die 4F der Partner

Die 4F-Muster entwickeln sich im Kindesalter und sind zunächst unsere einzig möglichen Schutzstrategien, um zu überleben und irgendwie zurechtzukommen. Sie werden problematisch, wenn sie automatisch, übergeneralisiert und beidseitig triggernd in Beziehungen wirksam werden. Dann reagiert nicht mehr nur der aktuelle Erwachsene auf den Partner oder die Partnerin, sondern auch alte Alarmprogramme. Diese Alarmprogramme haben allerdings eine unangenehme Eigenschaft: Sie suchen im Gegenüber oft genau die Reaktion, die sie schon kennen. So entsteht leicht ein Teufelskreis.

Im Folgenden werden die wichtigsten Dynamiken vorgestellt, wie sich die 4F in unseren Partnerschaften kombinieren können (Tab. 5.1; vgl. Roediger et al., 2013).

Es folgt eine kurze Deutung der wichtigsten Dynamiken:

Fight × Fight

Hierbei handelt es sich um die klassische Eskalationsbeziehung. Beide wollen sich behaupten. Beide fühlen sich schnell missachtet. Beide gehen bei Spannung eher nach außen als nach innen. Solche Paare können sehr lebendig wirken – leidenschaftlich und kraftvoll. Aber oft ist der Preis hoch: viel Streit, wenig Sicherheit, wenig Geborgenheit.

Tab. 5.1 4F-Paardynamiken

Kombination	Typische Dynamik	Typischer Preis
Fight × Fight	– Eskalation, Rechthaben, Machtkampf – Gegenseitige Triggerung von Scham, Wut und Dominanz	– Hohe Konfliktdichte, Kränkung und emotionale Erschöpfung – Verlust von Sicherheit und Zärtlichkeit
Fight × Freeze	– Einer wird drängend, laut oder dominant. – Der andere erstarrt, blockiert innerlich, kann nicht mehr reagieren.	– Ohnmacht und Überflutung beim Freeze-Partner – Frustration und Eskalation beim Fight-Partner – Fehlende Klärung, Rückzug auf beiden Seiten
Fight × Flight	– Einer drängt, kritisiert oder kontrolliert – Der andere zieht sich zurück, vermeidet Konflikte oder flüchtet in Aktivität	– Verfolger-Rückzugs-Dynamik – Zunehmende Frustration – Gefühl, allein gelassen zu werden
Fight × Follow	– Einer dominiert – Der andere beschwichtigt, passt sich an oder übernimmt die Schuld	– Äußerlich oft funktional – Innerlich wachsender Groll, Selbstverlust und Ungleichgewicht
Flight × Flight	– Beide vermeiden Konflikte – Rückzug und Schweigen über Schwieriges	– Harmonie an der Oberfläche, trotz ungelöster Probleme – Emotionale Distanz
Flight × Freeze	– Einer geht auf Abstand – Der andere wird innerlich leer oder blockiert	– Sprachlosigkeit und Ohnmacht – Kaum Klärung möglich
Flight × Follow	– Einer entzieht sich – Der andere versucht, die Beziehung zu regulieren und zu stabilisieren	– Klammern und Entziehen – Asymmetrische Bindung – Erschöpfung
Freeze × Freeze	– Beide erstarren – Es findet wenig Gespräch statt. – Spannungen werden nur ausgehalten	– Die Beziehung wird leer – Einsamkeit trotz Zusammensein
Freeze × Follow	– Einer verstummt und zieht sich innerlich zurück – Der andere vermittelt, glättet und übernimmt Verantwortung	– Der eine verschwindet zunehmend – Der andere übernimmt zu viel Verantwortung
Follow × Follow	– Beide passen sich an – Konflikte werden vermieden, Bedürfnisse zurückgestellt	– Hohe Rücksichtnahme – Wenig Klarheit, geringe Differenzierung

Fight × Flight

Diese Kombination ist besonders häufig. Der eine sucht Klärung – oder das, was er für Klärung hält – durch Druck, Vorwurf, Kontrolle oder Lautstärke. Der andere erlebt genau das als Überforderung und zieht sich zurück. Dann passiert meist Folgendes: Je mehr der eine drängt, desto mehr weicht der andere aus. Je mehr der andere ausweicht, desto mehr drängt der eine. Ein klassischer Teufelskreis.

Freeze × Follow

Das ist eine leise, oft übersehene Dynamik. Der eine wird stumm, blockiert, ist innerlich taub oder schwer erreichbar. Der andere versucht, alles zusammenzuhalten. Diese Kombination wirkt von außen manchmal erstaunlich ruhig. Doch innerlich entstehen oft Einsamkeit beim Freeze-Partner und Überlastung beim Follow-Partner.

5.5   Mein Suchraster in Beziehungen

Wie sieht es mit Ihren Beziehungen aus? Finden Sie die beschriebenen Muster bei sich selbst? Vielleicht legen Sie das Buch für einen Moment zur Seite, lehnen sich zurück und lassen die Gedanken nachklingen – nicht, um gleich etwas zu verändern, sondern um sich selbst ein wenig näher zu kommen. Und vielleicht entsteht dann eine einfache Frage: *„Hallo, wie geht es mir eigentlich in meinen Beziehungen?"*

Freundschaften

Wenn Sie an Ihre Freundschaften denken, taucht vielleicht zuerst ein Gefühl auf. Welches ist das?

Ein Beispiel: Anna sitzt mit zwei Freundinnen im Café. Eine erzählt von einer Krise, die andere klagt über Stress im Job. Anna hört zu, stellt Fragen, nickt, fühlt mit. Als sie nach Hause geht, ist sie erschöpft. Nicht, weil das Gespräch schlecht war, sondern weil sie selbst kaum vorkam. Ihre Bedürfnisse nach *Autonomie und Selbstwert* bleiben im Hintergrund; ihre typische Reaktion: *Follow*; ihre schnelle Emotion: Mitgefühl – manchmal so stark, dass kein Raum mehr für sich selbst bleibt.

Oder nehmen wir Jonas. Er hat Freunde, mit denen er viel unternimmt, lacht, diskutiert. Aber sobald ein Gespräch persönlicher wird, macht er einen Witz oder wechselt das Thema. Nähe wird schnell zu viel. Sein Bedürfnis nach *Bindung* ist da, aber sein System reagiert mit Rückzug; seine typische Reaktion: *Flight*; seine dominante Emotion: eine Mischung aus Unsicherheit und Scham, die sofort abgewehrt wird.

Vielleicht erkennen Sie sich auch in einem dritten Muster: Lea trifft sich zwar gerne mit anderen, fühlt sich aber oft wie „am Rand". Sie sagt wenig, wartet, beobachtet. Innerlich wären da zwar viele Gedanken, Gefühle und Fragen, aber im entscheidenden Moment wird es still in ihr; ihre Reaktion: *Freeze*; ihr zurückgestelltes Bedürfnis: *Selbstwert und Identität*.

Wenn Sie das lesen, spüren Sie vielleicht, dass es nicht nur darum geht, mit wem wir befreundet sind. Sondern auch darum, *wer wir in diesen Beziehungen werden*. Und dann könnte sich eine leise Frage zeigen: Bleibe ich im Vertrauten – auch wenn es mich begrenzt? Oder versuche ich, alles anders zu machen – vielleicht so konsequent, dass ich mich selbst verliere?

Gruppen

Wer bin ich unter mehreren? In Gruppen zeigen sich unsere Muster oft noch klarer, wie folgende Beispiele verdeutlichen.

Michael ist in Teams schnell vorne. Er organisiert, strukturiert, entscheidet. Wenn andere zögern, wird er ungeduldig. Innerlich taucht sehr schnell Ärger auf – oft schneller, als es der Situation angemessen wäre. Seine Reaktion ist *Fight*; sein starkes Bedürfnis: *Kontrolle und Selbstwert*; sein blinder Fleck: dass hinter dem Zögern anderer oft Unsicherheit oder Angst stecken.

Sophie hingegen spürt Spannungen sofort. Wenn zwei sich nicht verstehen, versucht sie zu vermitteln, zu glätten, eine Lösung zu finden. Das wirkt kompetent – und das ist es auch. Gleichzeitig stellt sie ihre eigenen Bedürfnisse oft zurück. Ihre Reaktion ist *Follow*; ihr starkes Bedürfnis: *Bindung*. Zu kurz kommt Autonomie.

Und dann ist da noch Karim. Wenn es in Gruppen konflikthaft wird, zieht er sich innerlich zurück. Er sagt wenig, fühlt sich schnell überfordert, manchmal wie abgeschnitten von sich selbst. Andere erleben ihn dann als distanziert, dabei ist er innerlich eher überflutet. Seine Reaktion ist Freeze mit Anteilen von Flight; sein Thema: *zu viel Angst zur falschen Zeit – und zu wenig Handlungsspielraum*.

Vielleicht merken Sie beim Lesen: Es geht nicht darum, welches Muster „richtig" ist. Alle diese Reaktionen haben einmal Sinn ergeben. Sie waren damals Notlösungen. Aber sie können heute dazu führen, dass bestimmte Bedürfnisse immer wieder zu kurz kommen.

Wenn Sie sich selbst in solchen Szenen wiedererkennen, könnten Sie einen Moment innehalten und sich fragen: Welche Emotion tritt bei mir oft *zu schnell, zu stark oder am falschen Ort* auf? Ist es Ärger, der sofort in den Vordergrund rückt? Ist es Angst, die mich zurückzieht? Ist es Mitgefühl, durch das ich mich zu stark zurücknehme? Oder ist es ein inneres Abschalten, wenn alles zu viel wird? Und genauso wichtig: Welche Emotion fehlt manchmal? Wo wäre mehr Klarheit, mehr Ärger, mehr Traurigkeit oder mehr Selbstfürsorge eigentlich hilfreich? Denn oft liegt das Problem nicht darin, *dass* wir fühlen. Sondern darin, *wie automatisch und einseitig wir fühlen.*

Eigene Bedürfnisse erkunden

Wenn Sie noch einen Schritt tiefer gehen, kommen Sie zu Ihren Grundbedürfnissen. Vielleicht entdecken Sie, dass Bindung sehr stark ist, aber Autonomie zu kurz kommt oder dass Ihr Selbstwert stark an Leistung gekoppelt ist oder dass Lust und Leichtigkeit kaum Raum haben.

Vielleicht entsteht nun langsam ein inneres Bild: nicht nur von dem, was fehlt, sondern auch von dem, was sich verändern könnte. Vielleicht geht es bei all dem gar nicht darum, sich zu bewerten, sondern darum, sich ein wenig besser zu verstehen. Denn manchmal beginnt Veränderung nicht mit einem großen Entschluss, sondern mit einem kleinen Moment der Ehrlichkeit: *„Ah, so funktioniere ich also."* Und genau dort entsteht eine neue Möglichkeit.

„Hallo, wie geht es mir?" – Vom Suchraster zur Wahl

Das Ziel besteht nicht darin, „den richtigen Typ Mensch" zu finden, sondern das eigene Suchraster zu erkennen – und flexibler zu werden.

Vielleicht könnten Sie sich am Ende dieses Kapitels folgende Fragen stellen:

- Wo suche ich die Wiederholung, wo das strikte Gegenteil?
- Welche Steine aus meinem Lebensrucksack steuern mein Radar?
- Welche negativen Lebensbotschaften flüstern in meinen Beziehungen mit?
- Welche der 4F-Strategien läuft bei mir am stärksten automatisch ab?
- Und was könnte passieren, wenn ich nicht nur Menschen suche, die meine Geschichte bestätigen oder verhindern, sondern Menschen, mit denen ich neue Erfahrungen machen kann?

6

Wie unser Haus gebaut ist

6.1 Innere Struktur – Stärken und Schwächen der Konstruktion

Es gibt diesen Moment, der sich nicht ankündigt – weder durch einen dramatischen Einschnitt noch ein großes Ereignis. Es handelt sich eher um ein leises Verrutschen der eigenen Gewissheiten. Plötzlich passt die alte Erklärung nicht mehr. Nicht mehr: *„Die anderen sind schwierig.“* Sondern, fast widerwillig: *„Vielleicht bin ich nicht nur zufällig immer wieder in denselben Situationen.“* Dieser Gedanke nagt an unserem Selbstbild. Er nimmt uns die bequeme Position. Und genau deshalb ist er so wertvoll.

Wir leben in einer Welt, die uns verspricht, dass wir nur genug an uns arbeiten müssen, um „besser“ zu werden, effizienter, klarer, stabiler, liebenswerter. Aber kaum jemand spricht darüber, dass wir alle eine innere Struktur und Architektur haben – mit tragenden Wänden, mit offenen Räumen, mit Rissen in den Mauern oder im Dach, die wir oft lange nicht sehen wollten, also mit offensichtlichen Schwächen und Fehlern.

Doch vielleicht sind „Schwächen“ oder „Fehler“ die falschen Begriffe. Denn vieles von dem, was uns heute begrenzt, hat uns damals einmal „gerettet“. Der Junge, der zu früh stark sein musste, wird zu einem Mann, auf den man sich verlassen kann. Aber irgendwann merkt er, dass er nicht mehr weiß, wie man sich fallen lässt. Das Mädchen, das gelernt hat, die Stimmungen anderer zu lesen, wird zu einer Frau voller Empathie. Doch irgendwann merkt sie, dass sie sich selbst dabei verloren hat.

G. Zarbock, *„Hallo, wie geht es mir?“*, https://doi.org/10.1007/978-3-662-72894-9_6

Was uns schützt, kann uns später gefangen halten. Was uns stark gemacht hat, kann uns unbeweglich machen. Genau hier beginnt Selbsterkenntnis: nicht dort, wo wir uns optimieren, sondern dort, wo wir beginnen, unsere eigene Bauweise zu verstehen.

6.2   Orte der Einkehr und Erkenntnissuche – das Orakel von Delphi

Wir erzählen uns gern, dass wir als moderne Menschen rational, aufgeklärt und unabhängig von Mythen sind. Dennoch tragen wir sie in uns, in unseren Fragen, unseren Ängsten und unserer Sehnsucht nach Orientierung. Lange bevor es Psychologie als Beruf gab, gab es Orte wie Delphi in Griechenland. Diese Orte suchten Menschen auf, weil sie spürten, dass sie allein nicht weiterkamen. In Delphi fanden sie keine schnellen Antworten. Vielmehr war es ein Ort, an dem man sich selbst nicht ausweichen konnte.

Was in Delphi wirklich geschah

Menschen kamen nach Delphi, weil sie wissen wollten, was sie tun sollten – ob sie kämpfen sollten, ob sie gehen oder bleiben sollten. Sie wollten wissen, ob ihre Zukunft gelingen würde, wenn sie diese oder jene Entscheidung träfen. Sie kamen mit der Hoffnung, dass jemand anderes ihnen die Last dieser Entscheidung abnimmt. Und sie bekamen … keine klaren Antworten.

Die Pythia, die Tempelpriesterin in Delphi, sprach in Bildern, in Brüchen, in Andeutungen. Ihre Worte waren schwer zu greifen, fast so, als wollte sie die Fragenden zwingen, etwas zu tun, das viel anstrengender war als jede Entscheidung: sich selbst zu begegnen.

Die eigentliche Botschaft

Über dem Tempel stand ein Satz, der bis heute nachhallt: *Erkenne dich selbst.* Dort fand sich kein Versprechen, keine Beruhigung, keine Garantie – nur eine Zumutung. Denn sich selbst zu erkennen, bedeutet, nicht nur das Schöne zu sehen, sondern auch das, was wir lieber wegerklären, entschuldigen oder übersehen würden. Und genau deshalb ist dieser Satz so radikal aktuell.

Eine Frau in Delphi

Sie steht in der Hitze. Der Staub klebt an ihren Schuhen, die Luft flirrt, die Zikaden sind unerbittlich laut. Es fühlt sich nicht heilig an, eher nüchtern, fast enttäuschend. Trotzdem ist sie genau richtig hier. Ihr Leben wirkt von außen stabil. Von innen fühlt es sich anders an: Beziehungen, die vielversprechend begonnen und leise geendet haben; ein Beruf, in dem sie funktioniert, aber nicht wirklich ankommt; Freundschaften, in denen sie oft die ist, die hält; und dieses Gefühl, nie ganz zu genügen. *Ich brauche Klarheit*, hatte sie gedacht. Sie geht die Stufen hinauf, langsam, Schritt für Schritt. Und während sie zwischen den alten Steinen steht, werden ihre Fragen klarer und gleichzeitig unangenehmer: Warum verliere ich mich so schnell? Warum fühle ich mich für alles und jeden verantwortlich? Warum glaube ich, dass ich mehr geben muss, um geliebt zu werden? Dann sieht sie den Satz: *Erkenne dich selbst*. Und etwas in ihr reagiert fast wütend. Das ist alles? Kein Hinweis? Keine Antwort? Sie setzt sich. Schaut ins Tal. Atmet. Und ganz langsam verschiebt sich etwas. Vielleicht geht es gar nicht darum, zu wissen, wie die nächste Beziehung wird. Vielleicht geht es darum, zu verstehen, warum sie immer wieder ähnliche Partner wählt. Vielleicht geht es nicht darum, endlich genug zu sein, sondern darum, zu begreifen, warum sie sich selbst nie so erlebt. Kein erleuchtender Lichtstrahl. Kein dramatischer Durchbruch. Nur ein ehrlicher Gedanke: *Vielleicht liegt das Problem nicht darin, dass mich niemand richtig sieht, sondern darin, dass ich selbst nicht wirklich sehe, wer ich bin.* Und genau damit kann etwas Neues beginnen.

Die Stimme der Pythia

Du bist nicht die Erste, die hier steht, und wirst nicht die Letzte sein. Ihr kommt alle mit der gleichen Hoffnung, dass euch jemand sagt, wie es ausgeht, dass euch jemand die Unsicherheit abnimmt. Aber ich sehe etwas anderes. Ich sehe, wie müde ihr seid. Wie sehr ihr euch bemüht, richtig zu sein. Wie oft ihr euch verbiegt, um nicht zu viel zu sein. Ihr fragt nach Liebe – und meint Sicherheit. Ihr fragt nach Zukunft – und meint Kontrolle. Früher kamen Männer mit Fragen nach Krieg und Macht. Heute kommt ihr mit Fragen nach Nähe und Selbstwert.

Die Themen mögen sich verändert haben, die Mechanismen nicht. Du willst wissen, was passieren wird. Ich frage dich: Warum passiert immer wieder Ähnliches? Du nennst es Schicksal. Ich nenne es Muster. Du nennst es Pech. Ich sehe Gewohnheit. Du nennst es Liebe. Und manchmal ist es Angst.

Ich gebe dir keine Antwort, die dich beruhigt. Ich gebe dir einen Blick, der dich ehrlicher macht. Sieh dich selbst. Nicht nur in deiner Sehnsucht, auch in deinen Strategien. Nicht nur in deiner Stärke, auch in deiner Angst. Denn dort, wo du dich erkennst, entsteht Freiheit. Nicht die Freiheit, dass alles gut ausgeht. Sondern die Freiheit, anders zu wählen.

Du wartest auf eine Botschaft. Das ist meine Botschaft: *Erkenne dich selbst.* Und dann geh – nicht sicherer, aber mit der festen Absicht, ab jetzt klarer zu sehen und deutlicher nachzufragen.

Thomas: der Moment der Scham

Thomas, 42 Jahre, ist erfolgreich, durchsetzungsstark und verlässlich. Er kommt zur Therapie, weil die anderen immer „ausflippen" würden. Im Gespräch wird deutlich, dass sich sein Körper anspannt, wenn er Kritik hört. Er wird scharf, argumentiert heftig und zerpflückt die Argumente seines Gegenübers. Er selbst nennt dies Sachlichkeit, seine Partnerin hingegen Kälte. In einer Sitzung fragt ihn die Therapeutin ruhig: „Könnte es sein, dass Kritik für Sie gefährlich ist?" Thomas lacht erst. Dann schweigt er. Dann sagt er leise: „Wenn ich Fehler mache, werde ich wertlos." Das ist der Moment. Nicht die Einsicht tut weh, sondern das Gefühl darunter, hier der Scham. Seine Stärke – Kampfbereitschaft – war einmal Schutz. Ein Kind, das nur Anerkennung bekam, wenn es perfekt war, lernt: Fehler sind gefährlich. Heute ist er zwar 42 Jahre alt, aber sein Nervensystem reagiert noch wie damals. Das ist Struktur.

Miriam: die stille Selbstauflösung

Miriam, 36 Jahre, ist beliebt, empathisch und das „Herz der Gruppe". Sie kommt nicht wegen sich, sondern wegen der Erschöpfung. Im Gespräch zeigt sich: Sie sagt selten Nein. Sie merkt oft erst spät, dass sie wütend ist. Sie fühlt sich schuldig, wenn sie Bedürfnisse äußert. Auf die Frage: „Was hätten Sie als Kind gebraucht?", antwortet sie nach langem Schweigen: „Ich wollte, dass es zu Hause ruhig ist." Follow war ihre Rettung. Heute ist es ihr Gefängnis. Als sie das erkennt, sagt sie: „Das ist irgendwie beschämend. Ich dachte immer, ich sei einfach nur nett." Nein, sie war klug. Und jetzt darf sie lernen, zusätzlich autonom zu sein.

6.3 Selbsterkenntnis – der Schmerz und der Lohn

Schmerzhafte Selbsterkenntnis hat ihren Preis. Sie zerstört Illusionen. Sie nimmt uns die bequeme Position „Ich bin halt so". Aber sie schenkt uns etwas anderes:

Verständnis für die eigene Geschichte

Plötzlich ergibt vieles Sinn. Es wird deutlich, warum ich immer wieder dominante Partner wähle, warum ich bei Nähe Panik bekomme, warum ich in Gruppen unsichtbar werde oder warum ich schnell explodiere. Nicht, weil ich böse oder schwach bin, sondern weil mein Haus so gebaut wurde.

Mitgefühl mit mir selbst

Wenn ich erkenne, dass meine Schwäche einmal meine Rettung war, dann verändert sich etwas. Aus Selbstverachtung („Was stimmt nicht mit mir?") wird Verständnis („Natürlich reagiere ich so"). Das soll kein Freifahrtschein sein, aber es ist ein menschlicher Anfang.

Eine bessere Kenntnis anderer Menschen

Wer die eigene Brüchigkeit kennt, erkennt sie auch bei anderen. Plötzlich ist der cholerische Chef nicht nur aggressiv, sondern vielleicht auch verletzlich. Die kontrollierende Partnerin ist nicht nur anstrengend, sondern vielleicht auch ängstlich. Selbsterkenntnis macht nicht hart, sondern führt zu differenzierter Wahrnehmung.

Eine klare Landkarte

Ohne Strukturkenntnis bleibt Entwicklung vage. Mit Strukturkenntnis wird sie konkret:

- Ich muss an meiner Impulskontrolle arbeiten, sodass ich nicht immer gleich ausraste oder alles haben will.

- Ich muss lernen, Bedürfnisse zu äußern. Ich bin kein Mauerblümchen mehr, das hofft, endlich gesehen zu werden.
- Ich muss Ambivalenz und Graustufen aushalten, nichts ist nur Weiß oder Schwarz.
- Ich muss meine Selbstwertregulation stabilisieren, nicht immer gleich in den Abgrund kippen oder zu Höhenflügen abheben.
- Ich muss Nähe und Autonomie besser ausbalancieren und nicht immer zwischen Einsiedler und Klette hin- und herspringen.

Das ist Arbeit, anstrengend, aber lohnend.

6.4   Mein inneres Haus verstehen

Vielleicht haben Sie beim Lesen gemerkt, dass nicht alles gleich bei Ihnen ankommt. Manche Sätze fühlen sich stimmig an, andere lösen eher Widerstand aus. Vielleicht gab es Momente, in denen Sie innerlich genickt haben, und andere, in denen Sie dachten: *„So schlimm ist es doch gar nicht."* Das ist kein Problem. Im Gegenteil: Genau so fühlt es sich an, wenn man beginnt, sich selbst etwas genauer wahrzunehmen. Die eigene Struktur zeigt sich selten auf einen Schlag. Man tastet sich heran.

Vielleicht ist das eine gute Stelle, um kurz innezuhalten und sich – ohne Bewertung – eine einfache Frage zu stellen: „Hallo, wie geht es mir eigentlich in meinem inneren Haus?"

Identität – Wer bin ich, wenn niemand zuschaut?

Die Frage wirkt schlicht, ist aber oft überraschend schwer zu beantworten. Viele Menschen können sehr klar sagen, was sie tun, welche Rollen sie erfüllen, was andere an ihnen schätzen. Schwieriger wird es, wenn all das wegfällt. Wie man damit umgehen kann, zeigen folgende Beispiele.

Ein Mann beschreibt sich selbst vor allem über Leistung: verlässlich, erfolgreich, verantwortungsvoll. Solange er funktioniert, fühlt er sich stabil. Sobald Kritik kommt oder etwas misslingt, kann sein Selbstbild schnell kippen. Dann ist er nicht mehr „gut genug", sondern stellt sich grundsätzlich infrage. Sein inneres Erleben schwankt stark, je nachdem, wie er von außen gespiegelt wird.

Eine andere Person hat ebenfalls Ansprüche an sich, kennt aber mehr als nur diese eine Seite. Sie kann sagen: *„Ich bin zuverlässig, aber auch unsicher in manchen Situationen. Ich kann klar sein und gleichzeitig zweifeln.* "Wenn Kritik kommt, trifft sie das – aber es zerstört nicht sofort ihr gesamtes Selbstbild. Sie bleibt in sich etwas zusammenhängender. Vielleicht geht es hier gar nicht darum, sich perfekt zu kennen, sondern darum, ein Gefühl dafür zu entwickeln, wie stabil oder brüchig das eigene Selbstbild im Alltag sein kann.

Abwehr – Wie schütze ich mich, wenn es unangenehm wird?

Sobald etwas wehtut oder uns verunsichert, reagieren wir (oft automatisch).

Ein Beispiel: Eine Frau merkt, dass sie Kritik kaum aushält. Sobald jemand etwas anspricht, beginnt sie innerlich zu erklären, warum das so nicht stimmt. Nach außen wirkt sie sachlich, fast überlegen. Innerlich ist sie angespannt. Sie muss recht behalten, sonst fühlt es sich bedrohlich an. Ihre Form von Schutz ist vor allem Rationalisierung – sie hält Abstand zum Gefühl, indem sie alles erklärt.

Ein anderer Mensch reagiert ebenfalls empfindlich auf Kritik, bemerkt aber im Laufe der Zeit, was in ihm passiert. Er kann wahrnehmen: *Das trifft mich gerade mehr, als ich es zeigen möchte.* Manchmal erklärt er sich, manchmal fragt er nach, manchmal zieht er sich kurz zurück. Seine Reaktion ist nicht immer gleich. Sie ist beweglicher geworden.

Abwehr ist nichts, was man „abschaffen" müsste. Sie war einmal sinnvoll und bleibt notwendig. Die Frage ist eher, ob man nur einen oder mehrere Weg kennt, um sich zu schützen oder den „vollen Anprall" von Schmerz und Angst abzudämpfen.

Coping und Rigidität – Wie verhalte ich mich unter Druck?

Stress zeigt oft sehr deutlich, wie jemand „gebaut" ist.

Ein Beispiel: In belastenden Situationen wird die eine Person sehr schnell aktiv. Sie organisiert, entscheidet, übernimmt. Nach außen wirkt das stark. Gleichzeitig merkt sie nicht, dass sie kaum noch zuhört, andere übergeht und sich selbst keine Pause erlaubt. Wenn etwas nicht funktioniert, steigert sie den Druck weiter. Ihr Handlungsmuster ist klar, aber auch sehr eng und auf die Dauer für sie und andere schädlich.

Eine anderer Mensch gerät ebenfalls unter Druck, wenn es schwierig wird. Er kann aktiv werden, aber auch innehalten. Er merkt eher, wann er Hilfe braucht, und kann diese manchmal auch annehmen – vielleicht nicht immer, aber immer öfter. Sein Handlungsspielraum ist größer. Rigidität fühlt sich oft zunächst wie Stärke an. Flexibilität zeigt sich eher daran, dass man zwischen verschiedenen Möglichkeiten wechseln kann.

Aggression – Wie gehe ich mit Ärger und Kraft um?

Das Thema ist für viele heikel, weil Aggression schnell mit etwas Negativem verbunden wird. Dabei gehört sie einfach dazu, wie anhand des zweiten Beispiels deutlich wird.

Ein Mann nimmt Ärger bei sich kaum wahr. Er versucht, ruhig und kontrolliert zu bleiben. Konflikte vermeidet er möglichst. Nach außen wirkt er ausgeglichen. Innerlich sammelt sich jedoch viel an. Irgendwann entlädt sich das – oft unerwartet und dann relativ heftig oder in Form von Rückzug.

Eine Frau erlebt Ärger ebenfalls, aber sie kann ihn eher einordnen. Sie merkt: *Hier stimmt für mich etwas nicht, meine Grenze wird verletzt.* Sie spricht Dinge an, manchmal etwas zu direkt, aber grundsätzlich nachvollziehbar. Konflikte sind für sie unangenehm, aber nicht bedrohlich. Ihre Aggression ist spürbar, aber nicht zerstörerisch. Es geht also weniger darum, ob jemand wütend wird, sondern wie diese Energie ihren Platz findet.

Werte – Was trägt mich innerlich?

Werte sind oft weniger sichtbar als Verhalten, aber sie prägen viele Entscheidungen.

Ein Beispiel: Jemand hat sehr hohe moralische Ansprüche an sich selbst. Fehler führen schnell zu starker Selbstkritik. Gleichzeitig ist er anderen gegenüber eher nachsichtig. Die eigenen Maßstäbe sind streng, fast unbarmherzig.

Eine andere Person hat ebenfalls klare Werte, geht aber differenzierter damit um. Sie kann Verantwortung übernehmen, ohne sich komplett abzuwerten. Sie kann sich auch selbst Fehler zugestehen, ohne alles infrage stellen zu müssen. Ihr inneres Wertesystem ist weniger starr und gleichzeitig nicht beliebig. Vielleicht zeigt sich hier, wie tragfähig das „Dach" des eigenen Hauses ist: Gibt es Halt, ohne zu erdrücken?

Realitätsprüfung – Wie gut kann ich mich selbst mit den Augen anderer sehen?

Das ist ein entscheidender Punkt, auch wenn er oft in den Hintergrund tritt.

Ein Beispiel: Ein Mann ist überzeugt, Situationen richtig einzuschätzen. Wenn Konflikte entstehen, sieht er die Ursache vor allem bei den anderen. Seine Sicht fühlt sich für ihn stimmig an – so sehr, dass alternative Perspektiven kaum Raum bekommen.

Eine andere Person erlebt ebenfalls starke Gefühle und klare Einschätzungen. Gleichzeitig kann sie sich fragen: *Könnte es auch anders sein? Die Welt sieht von anderen Standpunkten oft anders aus.* Sie ist nicht immer sofort offen dafür, hält es aber grundsätzlich für möglich. Sie kann differenzieren zwischen dem, was sie empfindet, und dem, was tatsächlich gesichert ist.

Hier zeigt sich, inwieweit jemand in der Lage ist, die eigene Perspektive als eine unter mehreren anzusehen.

6.5   Der Mut, sich selbst zu betrachten

Wenn Sie sich auf obige Fragen einlassen, passiert oft etwas Unspektakuläres und gleichzeitig Wichtiges. Es entsteht kein plötzlicher Durchbruch, sondern eher ein allmähliches Verstehen. Vielleicht tauchen auch Unbehagen oder Zweifel auf.

Aber oft ergibt sich etwas anderes, ein erstes Gefühl der Klarheit. Nicht in dem Sinne, dass jetzt alles gut wäre, sondern eher: *Ich beginne zu verstehen, warum ich an bestimmten Stellen so reagiere.* Und das verändert bereits etwas. Denn es verschiebt den Blick – weg von einer einfachen Bewertung hin dazu, sich ein Stück besser zu kennen.

Und: *Ich bin nicht perfekt gebaut. Deshalb habe ich auch dieses Buch in der Hand. Aber ich bin lernfähig.* Und das ist eine sehr, sehr tragfähige Struktur.

„Hallo, wie geht es mir?" – Fragen zur inneren Struktur

In der strukturellen Diagnostik geht es also um Fragen wie:

- Wie integriert (gehört alles irgendwie zu mir) oder wie zersplittert (als seien es verschiedene Personen) ist mein Selbstbild?
- Wie stabil oder brüchig sind meine Beziehungen?
- Welche Schutz- und Abwehrmechanismen dominieren?

- Wie flexibel ist meine Stress- und Belastungsbewältigung (Coping)?
- Wie gut gelingt Realitätsprüfung auch unter Druck? Ist das wirklich wahr, oder gibt es andere Erklärungsmöglichkeiten?
- Wie schnell gerate ich unter Stress in eine Funktionsunfähigkeit?
- Wie schnell erlebe ich mich überflutet, zersplittert, mir selbst fremd?
- Wie schnell erlebe ich alles als unwirklich, wie in einem Film, nicht echt?
- Wie klar und realistisch kann ich mich und andere einschätzen?

Ein stabiles Haus bedeutet nicht, dass es keine Risse gibt. Es bedeutet, dass die Statik hält!

7

Was uns straucheln lässt – Lebensereignisse und Krisen

Treffen wir als Psychotherapeut*innen zum ersten Mal auf potenzielle Patient*innen, geben wir ihnen zunächst viel Zeit, um sich spontan darzustellen, damit wir einen Eindruck davon bekommen, wie der Mensch uns gegenüber so ist, was ihn bewegt, was er von uns erwartet und welche offensichtlichen Wünsche, aber auch verborgenen Befürchtungen oder unbewussten Absichten er hat. Dies nennt man die rezeptive Phase in der Therapie. Danach beginnen wir als Therapeuten damit, systematischer zu fragen. In diesem Kapitel soll es um eben diese systematischen Fragen in Bezug auf den Erstauftritt der Beschwerden gehen.

Man wird sich – und wenn Sie dieses Buch als Selbsterfahrungs- oder Selbsthilfebuch lesen, tun Sie dies nun in eigener Regie – erst einmal fragen, ob es sich bei den Problemen oder Schwierigkeiten um etwas handelt, das einen klaren Anfang hatte. Das heißt, vorher war alles besser oder sogar gut. Man lebte zufrieden, hatte in Bezug auf den Freundeskreis, die Arbeit, die Partnerschaft, vielleicht auch die Kinder keine ernsthafteren Probleme. Man war recht glücklich und zufrieden, bis dann ab irgendeinem Zeitpunkt die Dinge aus dem Lot geraten sind. Seitdem fühlt die-/derjenige sich gestresst, hat Ängste entwickelt, fühlt sich depressiv, traurig, niedergeschlagen oder hat vielleicht angefangen, andere zu kontrollieren oder sich mit unsinnigen Gedanken herumzuplagen oder Ähnliches.

Dies ist die Frage nach dem Erstauftritt der Symptomatik. Weiter gefasst können wir auch von der erstauslösenden Situation sprechen. Was war zum Zeitpunkt der Verschlechterung in unserem Leben los? Was ist vielleicht auch im Umfeld passiert? Gab es eventuell in den letzten beiden Jahren vor Eintritt der Symptome wichtige und einschneidende Ereignisse? Hierbei kann man

G. Zarbock, *„Hallo, wie geht es mir?"*, https://doi.org/10.1007/978-3-662-72894-9_7

sich an dem *Konzept der kritischen Lebensereignisse* orientieren, das praktisch alle wichtigen Lebensveränderungen umfasst wie den Beginn oder Verlust eines Arbeitsplatzes, den Beginn oder das Ende einer Liebesbeziehung, die Geburt eines Kindes, den Beginn einer eigenen Erkrankung oder einer schweren Erkrankung von näheren Bezugspersonen, Todesfälle im Umfeld, also von jedweder einschneidenden Veränderung ausgeht.

Werden wir fündig und es gab im Umfeld der plötzlichen Verschlechterung unseres Befindens und des Neuauftretens von Symptomen (Ängste, Depressionen, Zwänge, Grübelattacken, unerklärliche körperliche Beschwerden, Essstörungen) etwas sehr Einschneidendes, liegt es nahe, dass dieses Lebensereignis etwas mit dem erstmaligen Auftreten unserer Probleme zu tun haben dürfte.

In der Psychologie sprechen wir hier von einer *Vulnerabilitäts-Belastungs-Interaktion*. Wir bringen also eine Vulnerabilität (Verletzbarkeit) mit, während das Lebensereignis die Belastung darstellt. Dies beides wirkt aufeinander, und wir befinden uns auf einmal in einer Krise. Der Krisenzustand bedeutet, dass ich mit den Problemen und Fragestellungen überfordert bin und dass das, was ich bisher zur Problemlösung und zum Umgang mit mir selbst und anderen unternommen habe, nicht mehr ausreicht. Ich stehe quasi vor dem inneren Nichts.

Ist es anders, stecke ich nicht in einer Krise, sondern habe nur ein Problem. Für ein Problem gibt es prinzipiell Lösungsmöglichkeiten. Es braucht nur Zeit, Geduld und etwas Hilfestellung, um das Problem zu lösen oder zumindest erträglicher zu machen. Psychische Symptome, die sich festsetzen, bedeuten meist, dass eine Krise entstanden ist. Wir befinden und in einer Lebenssituation, in der wir nicht mehr Ein noch Aus wissen, keinen Plan mehr haben, nicht genügend Anleitung und Hilfestellung haben oder gar nicht verstehen, was mit uns los ist, oder warum uns das alles so schwerfällt, wenn andere es doch auch schaffen.

Jeder Mensch ist durch sich ständig verändernden Lebensanforderungen, die sogenannten kritischen Lebensereignisse, belastet. Es folgt eine kleine Hilfe zur Selbsteinschätzung.

7.1 Kritische Lebensereignisse – wenn sich Belastungen aufschaukeln

Manche Belastungen im Leben sind nicht nur „ein bisschen mehr Stress", sondern sie fordern uns in einer grundsätzlichen Weise heraus. Sie verlangen Anpassung, Neuorientierung, manchmal sogar ein inneres Neuordnen unseres ganzen Lebens.

Die Stressforschung hat schon früh versucht, solche Ereignisse systematisch zu erfassen. Eine der bekanntesten Arbeiten stammt von Holmes und Rahe (1967), die der Frage nachgingen, wie stark unterschiedliche Lebensereignisse Menschen belasten und ob sich diese Belastungen im Laufe der Zeit aufsummieren.

Das Ergebnis war eine Liste kritischer Lebensereignisse, denen sogenannte *Belastungspunkte* zugeordnet wurden. Diese Punkte beschreiben nicht „objektiven Stress", sondern den durchschnittlichen Anpassungsaufwand, den Menschen typischerweise leisten müssen, wenn mit einem kritischen Lebensereignis konfrontiert sind.

Wichtig: Der Begriff „kritisch" meint dabei nicht, dass es nur um negative Ereignisse geht. Auch positive Veränderungen – wie Heirat oder ein beruflicher Erfolg – können belastend sein, weil sie Anpassung erfordern.

Liste kritischer Lebensereignisse

Die folgende Zusammenstellung orientiert sich an der klassischen Skala, ist aber sprachlich und inhaltlich leicht modernisiert. Sie soll Ihnen keine exakte Messung liefern, sondern ein Gefühl dafür vermitteln, wie sich Belastungen aufsummieren können.

Sehr hohe Belastung (ca. 70–100 Punkte)

- Tod des Partners/der Partnerin (100 Punkte)
- Scheidung (70–75 Punkte)
- Trennung von einer engen Bezugsperson (60–65 Punkte)
- Tod eines nahen Familienmitglieds (60–65 Punkte)
- Eigene schwere Erkrankung oder Unfall (50–55 Punkte)

Hohe Belastung (ca. 40–60 Punkte)

* Heirat oder Eingehen einer festen Partnerschaft (50 Punkte)
* Arbeitsplatzverlust (45–50 Punkte)
* Ruhestand (40–50 Punkte)
* Schwangerschaft/Geburt eines Kindes (40–45 Punkte)
* Größere gesundheitliche Probleme in der Familie (40–45 Punkte)

Mittlere Belastung (ca. 25–40 Punkte)

* Deutliche finanzielle Veränderungen (35–40 Punkte)
* Konflikte in Partnerschaft oder Familie (30–40 Punkte)
* Wechsel des Arbeitsplatzes oder der Tätigkeit (30–35 Punkte)
* Umzug oder Veränderung der Lebensumstände (25–30 Punkte)
* Auszug eines Kindes oder familiäre Umstrukturierung (25–30 Punkte)

Leichtere, aber relevante Belastungen (ca. 10–25 Punkte)

* Veränderungen im Alltag (Schlaf, Ernährung, Freizeit) (10–20 Punkte)
* Konflikte am Arbeitsplatz (20–25 Punkte)
* Veränderungen sozialer Kontakte (15–20 Punkte)
* Urlaub oder Feiertage (10–15 Punkte)

Wann wird es kritisch? Die Summenregel

Die ursprüngliche Forschung zeigte einen einfachen, aber eindrücklichen Zusammenhang: Wenn sich mehrere dieser Ereignisse innerhalb eines Jahres häufen, steigt das Risiko für körperliche oder psychische Erkrankungen deutlich an.

Als grobe Orientierung gilt:

* Unter 150 Punkten: Belastung, die noch ohne Erkrankung zu bewältigen ist
* 150–300 Punkte: mittlere Belastung, die mit einem erhöhten Erkrankungsrisiko einhergeht
* Über 300 Punkte: deutlich erhöhtes Risiko für Erkrankungen

Man kann sich das wie einen Lebensrucksack vorstellen, der nach und nach schwerer wird: Einzelne Steine lassen sich oft gut tragen, viele Steine gleichzeitig verändern jedoch die gesamte Haltung – sowohl körperlich als auch psychisch.

Was diese Zahlen bedeuten – und was nicht

Es ist wichtig, diese Skala nicht misszuverstehen. Sie sagt nicht voraus, dass jemand krank wird. Sie bewertet auch nicht, wie stark ein einzelner Mensch tatsächlich belastet ist. Menschen unterscheiden sich erheblich darin, wie sie Ereignisse bewerten, welche Unterstützung sie haben und wie gut sie sich selbst regulieren können. Für den einen ist ein Umzug ein Abenteuer, für den anderen eine massive Verunsicherung. Deshalb geht es hier nicht um exakte Prognosen, sondern um etwas anderes: *Ein Bewusstsein dafür, zu entwickeln, dass Belastungen sich aufsummieren können.*

Zur Bedeutsamkeit kritischer Lebensereignisse

Aus Sicht der biografisch-systemischen Verhaltenstherapie (BSVT) sind kritische Lebensereignisse deshalb bedeutsam, weil sie das gesamte innere System aktivieren:

- Alte *negative Lebensbotschaften* werden schneller ausgelöst.
- Vorhandene *regulative Defizite* werden spürbarer und manifestieren sich in zahlreichen *Fehlregulationen*, die dann wiederum negative Folgen (z. B. soziale Isolation, stressbedingte Erkrankungen) haben.
- Die Wahrscheinlichkeit steigt, in automatische *4F-Reaktionen* mit negativen Folgeerscheinungen zu rutschen.

Mit anderen Worten: Nicht das Ereignis allein ist das Problem, sondern die Kombination aus äußerer Belastung und innerer problematischer Struktur.

7.2 Die chronische Form der Belastung – Es war schon immer mühsam

Daneben gibt es aber auch chronische Formen der psychischen Belastung. Hier lässt kein einzelnes kritisches Lebensereignis ausmachen, das heißt, wir waren eigentlich schon immer irgendwie belastet. Vielleicht hatten wir eine sehr schwierige Geburt, haben später als unsere Gleichaltrigen das Laufen und Sprechen gelernt, vielleicht litten wir unter einer chronischen Erkrankung, die uns immer ein Stück hinter Gleichaltrige zurückgeworfen hat. Einem schwierigen Start folgte eine schwere Lebensphase, sodass sich eine Problematik an die andere gereiht hat.

Wenn Sie feststellen, dass bei Ihnen eher dieser Verlaufstyp psychischer Belastungen vorliegt, ist die gute Botschaft, dass auch hier Psychotherapie oder psychologische Selbsthilfe gut funktionieren kann. In der Regel braucht es aber etwas länger und erfordert den Mut, mit kleinen Schritten zu beginnen. In der Regel werden Sie dann auch schon beim Lesen des Vorworts festgestellt haben, dass Sie auf die Frage „Hallo, wie geht es mir?" in den Bereichen Liebe und Sexualität, Arbeit und Beruf sowie Freundschaft, soziale Beziehungen und werteorientierte Handlungen bereits auf erhebliche Schwierigkeiten gestoßen sein dürften.

Sollte das nicht der Fall gewesen sein, spricht einiges dafür, dass Sie die Dinge schwärzer sehen, als sie tatsächlich sind. Hier wäre der Rat, dass Sie zunächst einmal genau auflisten, mit welchen Lebensbereichen Sie unzufrieden sind und was in jedem Lebensbereich Ihr ideales Ziel wäre. Was müsste passieren, damit Sie in dem Lebensbereich (z. B. Partnerschaft, Beruf, Freundeskreis, Hobbys) wirklich zufrieden wären? Die Antworten auf diese Fragen könnten dann Ziele ergeben. Die Ziele könnten dann zu Fragen führen wie: „Was wäre ein erster bemerkbarer Schritt in die Richtung auf das jeweilige Ziel hin?"

Falls Sie sich vertiefend mit Ihren Zielen beschäftigen wollen, hilft Ihnen das Arbeitsblatt 2 im Anhang bei der Zielformulierung und einer wiederholten Zielerreichungseinschätzung (Wie weit bin ich da schon gekommen?).

„Hallo, wie geht es mir?" – Eine hilfreiche Frage zum Abschluss

Vergegenwärtigen Sie sich nochmals die Liste kritischer Lebensereignisse und stellen Sie sich folgende Frage:

- Wie viele dieser „Steine" trage ich im Moment gleichzeitig?
- Welche davon habe ich bisher vielleicht eher unterschätzt?

Denn manchmal beginnt Veränderung nicht mit einer großen Lösung, sondern mit einem klareren Blick auf die tatsächliche Belastung.

8

Freundschaften – Niemand ist eine Insel

Es gibt einen alten Satz von Aristoteles, der bis heute erstaunlich modern klingt. Er schrieb, dass der Mensch ein „zoon politikon" sei, ein Gemeinschaftswesen. Daneben unterschied er verschiedene Arten von Freundschaft: Freundschaften des Nutzens, Freundschaften des Vergnügens und Freundschaften, die auf gegenseitiger Wertschätzung beruhen.

Letztere, so meinte er, sei die höchste Form – eine Beziehung zwischen „zwei anderen Selbsten". Vielleicht ist das etwas pathetisch formuliert. Aber wer einmal eine solche Freundschaft erlebt hat, weiß, was gemeint ist. Da ist jemand, der uns kennt – nicht nur unsere Sonnenseiten, sondern auch unsere Ecken und Kanten, dem wir nichts vorspielen müssen und der uns nicht bewertet, sondern versteht. Und gleichzeitig ist Freundschaft kein Selbstläufer. Sie will gepflegt, gestaltet und manchmal auch neu gelernt werden.

Wenn wir Freundschaft psychologisch betrachten, wird schnell deutlich: Sie ist weit mehr als ein angenehmer Zeitvertreib. Sie berührt unsere zentralen Grundbedürfnisse: Bindung, Autonomie, Selbstwert, Lustgewinn und Identität.

8.1 Freundschaften und unsere Grundbedürfnisse

Freundschaft und Bindung – einen sicheren Hafen haben

Freundschaften können so etwas wie sichere Häfen sein, an denen wir anlegen dürfen, wenn draußen Sturm herrscht. Vielleicht erinnern Sie sich an eine Situation, in der Sie niedergeschlagen waren – nach einer Trennung, nach einem beruflichen Rückschlag oder einfach in einer Phase innerer Unruhe. Vielleicht gab es da jemanden, der Ihnen einfach zugehört hat, ohne sofortige Ratschläge und ohne Bewertung. In solchen Momenten spüren wir, wie wichtig Bindung ist.

Menschen, die früh verlässliche Bindungen erfahren haben, können oft leichter Freundschaften eingehen. Sie erwarten grundsätzlich, dass Beziehungen tragfähig sind.

Wer jedoch Zurückweisung oder Unberechenbarkeit erlebt hat, trägt möglicherweise Misstrauen in sich. Manche ziehen sich schnell zurück, wenn ein Freund sich einmal nicht meldet. Andere klammern und reagieren übermäßig empfindlich auf kleine Irritationen. Wieder andere halten Freundschaften aus Angst vor Enttäuschung bewusst oberflächlich. Hier lohnen sich die Fragen: Wie sicher fühle ich mich in meinen Freundschaften? Kann ich mich anvertrauen? Oder bleibe ich lieber auf Distanz?

Freundschaft und Autonomie – Nähe ohne Verschmelzung

Freundschaft bedeutet nicht, alles gemeinsam zu tun. Sie ist kein Vertrag auf Exklusivität. Gelingende Freundschaften erlauben Unterschiedlichkeit. Der eine ist geselliger, der andere ruhiger. Der eine braucht häufigen Kontakt, der andere größere Abstände.

Schwierig wird es, wenn Autonomie und Bindung in Konkurrenz geraten. Vielleicht kennen Sie das: Eine Freundin meldet sich einige Wochen nicht. Statt gelassen zu bleiben, entsteht innerlich sofort ein Zweifel: „Bin ich ihr nicht mehr wichtig?" Oder umgekehrt: Jemand fordert sehr viel Nähe, und man selbst fühlt sich zunehmend eingeengt.

Freundschaft braucht ein Gleichgewicht, Nähe ohne Vereinnahmung, Distanz ohne Kälte. Fragen Sie sich: Darf ich in meinen Freundschaften ich selbst bleiben? Oder passe ich mich stark an? Habe ich Angst, verlassen oder im Gegenteil vereinnahmt zu werden?

Freundschaft und Selbstwert – gesehen werden

Freunde sind Spiegel. In ihrem Blick erkennen wir uns selbst. Ein gutes Wort, ein aufrichtiges Interesse, ein gemeinsames Lachen – all das stärkt den Selbstwert. Umgekehrt können ständige Kritik, subtile Abwertung oder Konkurrenzgefühle eine Freundschaft vergiften.

Wer mit einer negativen Lebensbotschaft wie „Ich bin nicht wichtig" aufgewachsen ist, wird vielleicht besonders sensibel reagieren, wenn Einladungen ausbleiben oder andere bevorzugt werden. Manchmal ziehen sich solche Menschen vorschnell zurück, um einer vermeintlichen Zurückweisung zuvorzukommen. Andere wiederum suchen über Freundschaften ständig Bestätigung und geraten in Abhängigkeit. Hier lautet die Frage nicht, ob man empfindlich ist, sondern wie folgt: Was genau berührt mich so stark? Ist es die aktuelle Situation oder klingt eine alte Erfahrung mit?

Freundschaft und Lustgewinn – gemeinsame Lebendigkeit

Freundschaften leben nicht nur von Gesprächen über Probleme. Sie leben von gemeinsamen Aktivitäten: Sporttreiben, Musikhören, Diskutieren, Reisen, Kochen oder einfach gemeinsam Lachen. All das schafft positive Emotionen. Lustgewinn ist kein oberflächlicher Zusatz, sondern ein stabilisierender Faktor.

Manche Menschen merken in Krisenzeiten, dass sie kaum noch auf solche Quellen zurückgreifen können. Arbeit, Partnerschaft oder Familie stehen im Mittelpunkt und der Freundeskreis sind eingeschrumpft. Hier kann es hilfreich sein, sich Folgendes zu fragen: Mit wem lache ich eigentlich noch? Mit wem teile ich Freude? Gibt es Aktivitäten, die ich vermisse?

Freundschaft und Identität – dazugehören dürfen

Freundschaften prägen unsere Identität. In der Jugend gilt dies vielleicht besonders stark, aber sie bleiben auch im Erwachsenenalter ein wichtiger Faktor. Wir definieren uns über Zugehörigkeit: „Wir sind die aus dem Chor", „Wir sind die alte Studiengruppe", „Wir gehen zusammen wandern."

Wer keine tragfähigen Freundschaften hat, erlebt nicht selten ein Gefühl von Orientierungslosigkeit oder Einsamkeit. Das heißt nicht, dass jeder einen großen Freundeskreis braucht. Manche Menschen sind mit wenigen, aber intensiven Beziehungen zufrieden. Entscheidend ist nicht die Zahl der Freundschaften, sondern die Stimmigkeit: Fühle ich mich in meinem Freundeskreis zugehörig? Oder spiele ich eine Rolle? Darf ich mich entwickeln, oder bleibe ich auf ein altes Bild festgelegt?

8.2   Wenn Freundschaften schwierig werden

Nicht jede Freundschaft ist dauerhaft tragfähig. Manchmal entwickeln sich Menschen auseinander. Manchmal kommt es zu Kränkungen, die nicht aufgearbeitet werden. Und manchmal wiederholen sich alte Muster wie Anpassung, Rückzug oder Streit. Hier ist es hilfreich, nicht nur den anderen zu betrachten, sondern auch sich selbst: Reagiere ich bei Konflikten eher mit Angriff, mit Rückzug, mit beleidigtem Schweigen oder mit übermäßiger Anpassung? Solche Muster kennen wir bereits aus anderen Lebensbereichen. Freundschaft ist kein Sonderfall: Sie ist oft ein Spiegel.

„Hallo, wie geht es mir?" – eine Selbstbefragung zu Freundschaften

Vielleicht nehmen Sie sich einen Moment Zeit für folgende Fragen:

- Habe ich mindestens eine Person, mit der ich offen sprechen kann?
- Fühle ich mich in meinen Freundschaften gesehen und wertgeschätzt?
- Kann ich sowohl Nähe als auch Distanz gut regulieren?
- Welche alten Botschaften beeinflussen mein Verhalten in Freundschaften?
- Gibt es eine Freundschaft, die ich pflegen oder klären möchte?
- Wie geht es mir mit meinen Freundschaften? Sind diese förderlich und weiterhin tragfähig?

9

Partnerschaft – das intensivste Spiegelkabinett

Partnerschaften beginnen selten mit einer nüchternen Analyse. Sie beginnen mit einem Blick, einem Lächeln, einer Faszination, die sich oft nicht sofort erklären lässt. „Irgendetwas" hat uns angezogen. Und manchmal, viele Jahre später, sitzen zwei Menschen einander gegenüber und fragen sich: Wie konnten wir nur an diesen Punkt kommen, an dem Streit, Ablehnung und Genervtsein, manchmal sogar Hass unsere Partnerschaft dominieren?

Partnerschaften gehören zu den intensivsten Erfahrungsräumen unseres Lebens. Hier werden wir gesehen, geliebt, kritisiert, enttäuscht, gehalten – oder verletzt. Kein anderer Mensch kommt uns emotional so nahe wie der Partner. Genau deshalb werden in Partnerschaften auch alte Wunden besonders schnell berührt. Um das besser zu verstehen, möchte ich Ihnen zunächst einige Paarkonstellationen vorstellen, bevor eine vertiefte Auseinandersetzung mit den unterschiedlichen Herausforderungen erfolgt, denen sich Paare eventuell stellen müssen.

9.1 Mein Partner schafft mich!

Anna und Markus: Kampf und Rückzug

Anna und Markus sind seit zwölf Jahren verheiratet. Sie haben zwei Kinder und sind beide berufstätig. Nach außen wirkt alles stabil. Doch in der Praxis berichten beide von immer wiederkehrenden Streitmustern. Ein typischer

G. Zarbock, *„Hallo, wie geht es mir?"*, https://doi.org/10.1007/978-3-662-72894-9_9

Abend: Anna kommt erschöpft von der Arbeit, die Kinder sind laut, die Küche ist unaufgeräumt. Markus sitzt am Computer. Anna sagt – zunächst sachlich: „Könntest du wenigstens den Geschirrspüler ausräumen?" Markus reagiert gereizt: „Kaum komme ich zur Ruhe, fängst du an zu meckern." Anna wird lauter. Markus schweigt. Anna fühlt sich alleingelassen. Markus fühlt sich angegriffen.

Was hier äußerlich wie ein Streit um den Geschirrspüler aussieht, ist in Wirklichkeit ein Bedürfnisdialog. Anna trägt – biografisch – die Erfahrung in sich, nicht gesehen zu werden. In ihrer Herkunftsfamilie war sie die „Große", die funktionieren musste. Ihre unausgesprochene Lebensbotschaft lautet: *„Du wirst nur wertgeschätzt, wenn Du alles schaffst."* Wenn Markus nicht hilft, wird in ihr nicht nur Ärger aktiviert, sondern das alte Gefühl, allein gelassen zu werden. Markus hingegen ist in einer Familie aufgewachsen, in der Kritik schnell mit Abwertung verbunden war. Sein innerer Satz lautet: *„Wenn Du Fehler machst, wirst Du klein gemacht."* Annas Ton löst bei ihm nicht nur Ärger aus, sondern auch Scham. Scham führt bei ihm zu Rückzug. Sie kämpft. Er flieht. Beide wollen Nähe und erleben hingegen aber Distanz.

Julia und Tarek: Verschmelzung und Verlust

Julia und Tarek sind erst seit drei Jahren zusammen. Die Beziehung begann leidenschaftlich. „Wir waren ein Herz und eine Seele", sagt Julia. Heute beschreibt Tarek ein Gefühl der Enge. „Ich habe kaum noch Zeit für mich", sagt er. Julia hingegen empfindet zunehmende Unsicherheit und sagt: „Er zieht sich zurück."

Julia wuchs mit einer emotional unberechenbaren Mutter auf. Nähe war intensiv, aber nie verlässlich. Ihre innere Botschaft lautet: *„Wenn ich nicht aufpasse, werde ich verlassen."* Sie sucht viel Kontakt, möchte alles teilen, reagiert sensibel auf Distanz. Tarek hingegen hat gelernt, dass man Probleme besser mit sich selbst ausmacht. Autonomie war in seiner Familie hoch bewertet. Sein innerer Satz lautet: *„Ich brauche niemanden."* Wenn Julia Nähe sucht, fühlt er sich eingeengt. Wenn er Abstand nimmt, fühlt sie sich bedroht. Was entsteht, ist ein Tanz aus Annäherung und Rückzug.

9.2 Partnerschaften jenseits heteronormativer Muster

Lara und Sophie: Nähe, Loyalität und das alte Gefühl „anders zu sein"

Lara und Sophie sind seit fünf Jahren ein Paar. Sie leben in einer Großstadt, haben einen gemeinsamen Freundeskreis, engagieren sich politisch. Nach außen wirken sie stabil, reflektiert und sehr verbunden. Dennoch geraten sie immer wieder in dieselbe Dynamik. Ein typischer Konflikt beginnt harmlos: Sophie möchte am Wochenende Zeit für sich und ein Yogaretreat besuchen, um endlich wieder Ruhe und Abstand von allem zu finden. Lara reagiert zunächst verständnisvoll, doch innerlich entsteht Unruhe: „Du willst also wieder allein wegfahren." Sophie hört einen Vorwurf. Lara selbst aber spürt Angst.

Was hier geschieht, hat eine längere Geschichte. Lara ist in einer Kleinstadt aufgewachsen. Ihr Coming-out mit 17 Jahren war begleitet von Spott in der Schule, Schweigen in der Familie und dem Gefühl, plötzlich „nicht mehr dazuzugehören". Ihre innere Lebensbotschaft wurde leise, aber wirksam: *„Wenn ich nicht festhalte, werde ich verlassen."* Bindung ist für Lara nie selbstverständlich gewesen. Sie hat gelernt: Beziehungen muss man sichern. Nähe darf nicht locker genommen werden.

Sophie hingegen hat eine andere Geschichte. Ihre Eltern waren liberal und unterstützend. Doch sie musste früh erleben, dass Beziehungen auch einengen können. Eine frühere Partnerin kontrollierte viel, war eifersüchtig, interpretierte Autonomie als Liebesentzug. Sophies innerer Satz lautet: *„Ich darf mich nicht verlieren."*

Wenn Lara Nähe sucht, spürt Sophie Druck. Wenn Sophie Abstand braucht, spürt Lara Bedrohung. Die beiden lieben sich. Trotzdem geraten sie immer wieder in ein altes Muster: Lara folgt – emotional, kommunikativ, organisatorisch. Sophie flieht – nicht aus Kälte, sondern aus Selbstschutz.

Hinzu kommt etwas, das beide lange nicht benennen konnten: Diskriminierungserfahrungen haben ihre Beziehung zusätzlich aufgeladen. Diese schleichen sich regelmäßig in den Alltag, wenn sie auf Familienfeiern erklären müssen, „wie das bei ihnen funktioniert", oder wenn sie in Restaurants für Schwestern gehalten werden. Da sie sich in der Öffentlichkeit manchmal nicht trauen, zärtlich zu sein, wird ihre Beziehung zum Schutzraum. Und Schutzräume werden leicht zu engen Räumen.

Was beide lernen müssen, ist paradox: Mehr Sicherheit entsteht nicht durch mehr Verschmelzung, und mehr Freiheit entsteht nicht durch mehr Distanz, sondern durch bewusste Regulation von Bindung und Autonomie.

Daniel und Karim: Stärke, Scham und die Angst vor Schwäche

Daniel und Karim sind seit acht Jahren zusammen. Sie haben sich in einer Zeit kennengelernt, in der beide viel feiern gingen, viel arbeiteten und viel ausprobiert haben. Heute leben sie ruhiger, strukturierter. Doch ein Thema bleibt schwierig: Konflikte.

Daniel wirkt nach außen souverän, ist erfolgreich im Beruf, sportlich, organisiert. Karim beschreibt ihn als „Fels". Doch dieser Fels hat Risse. Daniel wuchs in einem Umfeld auf, in dem Homosexualität zwar nicht offen bekämpft, aber subtil durch Witze und Andeutungen abgewertet wurde. Dies war verbunden mit dem Gefühl, nicht ganz „richtig" zu sein. Seine innere Botschaft wurde: *„Du darfst keine Schwäche zeigen."* Er entwickelte eine Fight-Strategie: Leistung, Kontrolle, Dominanz in Diskussionen.

Karim hingegen hat eine andere Geschichte. Seine Familie kam aus einem kulturellen Kontext, in dem seine sexuelle Orientierung lange tabu war. Er führte jahrelang ein Doppelleben. Anpassung war seine Überlebensstrategie. Seine innere Botschaft lautet: *„Wenn ich mich zeige, verliere ich Zugehörigkeit."* Karim reagiert bei Konflikten mit Rückzug. Er schweigt, weicht aus oder flüchtet sich in bissigen Humor.

Wenn Daniel Druck macht, fühlt sich Karim bedroht. Wenn Karim sich entzieht, fühlt sich Daniel entwertet. Beide tragen nicht nur ihre persönliche Biografie in die Beziehung, sondern auch gesellschaftliche Erfahrungen. Diskriminierung kann Beziehungen enger zusammenschweißen. Sie kann aber auch zu einem latenten Alarmzustand führen. Das Paar muss stärker funktionieren, stärker beweisen, dass alles „normal" ist und mehr kompensieren. Manchmal wird dadurch echte Verletzlichkeit noch schwerer. Daniel kämpft gegen Scham. Karim flieht vor Angst. Dadurch entsteht eine Dynamik, die sich vertraut anfühlt – aber nicht unbedingt guttut.

Alex und Mira: Identität, Sichtbarkeit und die Angst, wieder falsch zu sein

Alex ist 29 Jahre alt und verwendet keine geschlechtsspezifischen Pronomen. Für manche Menschen ist das zunächst ungewohnt oder irritierend, für Alex hingegen gehört es zu den Grundlagen der eigenen Existenz, zu etwas, das nicht verhandelbar ist. Schon früh gab es dieses schwer zu beschreibende Gefühl, nicht wirklich hineinzupassen – weder in die Erwartungen der Umgebung noch in die vertrauten Bilder davon, wie ein Junge oder ein Mädchen zu sein hat. Es war weniger ein konkreter Konflikt als vielmehr eine diffuse Irritation, ein inneres Wissen darum, dass etwas Grundsätzliches nicht stimmig war.

In der Pubertät wurde dieses Empfinden deutlicher und zugleich schmerzhafter. Der eigene Körper begann, sich zu verändern, und wurde damit zu einer Art Bühne, auf der eine Rolle gespielt werden sollte, die sich innerlich fremd anfühlte. Kommentare aus der Familie, spöttische Bemerkungen in der Schule oder neugierige Fragen von Mitschülerinnen und Mitschülern verstärkten den Eindruck, ständig beobachtet und bewertet zu werden. Aus vielen einzelnen Erfahrungen formte sich allmählich eine innere Lebensbotschaft: *„So wie du bist, stimmt etwas nicht."*

Um mit dieser Botschaft leben zu können, entwickelte Alex verschiedene Strategien. Manchmal bestand der Schutz darin, sehr klar Position zu beziehen, argumentativ stark aufzutreten und Kritik offensiv zu begegnen. In anderen Situationen zog sich Alex zurück, wechselte Freundeskreise oder brach Kontakte ab, wenn die Anspannung zu groß wurde. Es gab auch Momente, in denen ihm die Worte fehlten und nur ein inneres Erstarren blieb, etwa wenn Fragen zu direkt oder zu verletzend gestellt wurden. Und nicht selten kam es vor, dass Alex sich doch wieder anpasste, um nicht völlig allein zu sein.

Als Alex Mira kennenlernt, fühlt sich zunächst vieles überraschend leicht an. Mira wirkt ruhig und interessiert, sie stellt Fragen, ohne im unangenehmen Sinn neugierig zu sein, und vermittelt damit das Gefühl, wirklich zuhören zu wollen. Für Alex ist es eine völlig neue Erfahrung, gesehen zu werden, ohne sich permanent erklären zu müssen. In dieser frühen Phase entsteht ein zartes Vertrauen, das sich jedoch als verletzlich erweist, sobald die Beziehung sichtbarer wird. Wenn Mira in der Öffentlichkeit zögert, Alex eindeutig als Partnerperson vorzustellen, reagiert Alex innerlich sofort mit Alarm. Mira empfindet dieses Zögern nicht als Scham, sondern als Ausdruck eigener Unsicherheit im Umgang mit möglichen Reaktionen anderer Menschen. Für Alex jedoch wird in solchen Momenten eine vertraute Kette von Gedanken aktiviert: *„Du bist* *wieder zu viel"*, *„Du bringest andere in Schwierigkeiten"*, *„Du bist nicht wirklich zumutbar."* Das Bedürfnis nach Bindung und Anerkennung gerät damit in einen Zwiespalt zum ebenso starken Bedürfnis nach Identität und Sichtbarkeit.

Auch Mira bringt ihre eigene Geschichte in die Beziehung ein. Sie ist heterosexuell sozialisiert worden und hat sich lange als unauffällig in den gängigen gesellschaftlichen Rollen erlebt. Durch die Beziehung mit Alex öffnen sich neue Perspektiven, zugleich entstehen neue Verunsicherungen. Mira bemerkt, wie stark soziale Erwartungen wirken können, wie oft sie sich erklären oder rechtfertigen muss und wie schnell sie selbst das Gefühl bekommt, etwas falsch zu machen. Ihr innerer Satz lautet dann gelegentlich: *„Du darfst keinen Fehler machen."*

So entwickelt sich zwischen den beiden eine Dynamik, in der Alex zunehmend um Sichtbarkeit kämpft, während Mira vorsichtiger wird, um die Sicherheit zu wahren. Beide verfolgen im Grunde dasselbe Ziel: Sie wollen eine Beziehung gestalten, in der Zugehörigkeit und persönliche Identität gleichzeitig möglich sind. Dennoch wirken die Erfahrungen von Diskriminierung und sozialer Verunsicherung wie ein unsichtbarer Dritter in ihrer Partnerschaft. Sie erhöhen die Wachsamkeit, schwächen das Vertrauen und führen dazu, dass Stressreaktionen schneller aktiviert werden.

Im Laufe der Zeit erkennen Alex und Mira, dass ihre Herausforderung nicht nur darin besteht, ihre Beziehung zueinander zu regulieren, sondern auch darin, einen Umgang mit gesellschaftlichen Spannungen zu finden. Alex lernt allmählich, zu unterscheiden, dass Unsicherheit beim Gegenüber nicht automatisch Abwertung bedeutet, während Mira entdeckt, dass Schutz nicht ausschließlich durch Anpassung entsteht, sondern auch durch klare Positionierung und eine gemeinsame Haltung. Schritt für Schritt entstehen neue Erfahrungen: Gespräche, in denen Angst benannt werden darf, Situationen, in denen sie sich bewusst gemeinsam zeigen, und Momente, in denen sie sich gegenseitig beruhigen, statt sich zu verteidigen.

Dieser Prozess verläuft langsam und ist mit Rückschritten verbunden. Dennoch markiert er einen wichtigen Entwicklungsschritt, denn Identität ist kein statischer Zustand, sondern ein Weg, der immer wieder neu ausgehandelt werden muss. Beziehung kann, wenn sie bewusst gestaltet wird, zu einem Ort werden, an dem dieser Weg möglich bleibt und an dem beide Partner lernen, Sicherheit nicht nur im Schutz, sondern auch in gemeinsamer Offenheit zu finden.

9.3 Minderheitenstress und Beziehung – Partnerschaft im Kontext gesellschaftlicher Realität

Partnerschaften entstehen nicht im luftleeren Raum. Sie entwickeln sich in einem bestimmten sozialen und kulturellen Klima, das von familiären Erfahrungen, gesellschaftlichen Erwartungen und oft auch von stillen oder offenen Vorstellungen darüber geprägt ist, was als „normal" gilt und was nicht. Für viele queere Menschen bedeutet dies, dass Beziehung nicht nur die Begegnung zwischen zwei Individuen ist, sondern zugleich auch eine Begegnung mit der eigenen Geschichte des Andersseins.

Diese Erfahrungen können sehr unterschiedlich aussehen. Manchmal sind sie deutlich und schmerzhaft, etwa in Form von Spott in der Schule, Ablehnung in der Herkunftsfamilie oder offenen Abwertungen im Alltag. Häufiger jedoch wirken sie leiser und subtiler. Es kann ein Moment des Zögerns sein, wenn man sich in der Öffentlichkeit berühren möchte, eine unausgesprochene Unsicherheit darüber, ob man sich erklären muss, oder das diffuse Gefühl, dass Zugehörigkeit weniger selbstverständlich ist als für andere. Solche Erlebnisse können dazu führen, dass das innere Alarmsystem schneller anspringt und Beziehungen unter einer erhöhten Wachsamkeit erlebt werden.

In der Psychologie wird dieser zusätzliche Druck als *Minderheitenstress* bezeichnet. Gemeint ist damit die Belastung, die entsteht, wenn die eigene Identität immer wieder infrage gestellt, verteidigt oder verborgen werden muss. Dieser Stress wirkt nicht nur im öffentlichen Leben, sondern auch im privaten Bereich. Wer gelernt hat, dass Zugehörigkeit brüchig sein kann, sucht Nähe möglicherweise intensiver oder fürchtet schneller, sie wieder zu verlieren. Wer wiederholt erfahren hat, dass Sichtbarkeit riskant ist, reagiert sensibler auf mögliche Zurückweisung. Und wer sich über lange Zeit schützen musste, entwickelt Strategien, die auch in der Partnerschaft weiterwirken können.

So entstehen zusätzliche Beziehungsebenen, die über die individuelle Biografie hinausreichen: Erfahrungen von Ausgrenzung, Loyalitätskonflikte gegenüber der Herkunftsfamilie, Unsicherheit hinsichtlich gesellschaftlicher Anerkennung und eine erhöhte Empfindlichkeit gegenüber möglichen Kränkungen oder Distanzsignalen. Diese Faktoren können Partnerschaften besonders intensiv machen. Häufig entsteht ein starkes Wir-Gefühl, ein solidarisches Band, das beiden Partner*innen das Gefühl gibt, wenigstens voneinander wirklich verstanden zu werden. Das kann sehr verbindend wirken und zugleich eine besondere Verletzlichkeit mit sich bringen.

Wenn eine Beziehung nicht nur Liebe und Alltag, sondern zugleich Schutzraum, Gegenwelt und Identitätsanker sein soll, trägt sie eine große Last. Konflikte betreffen dann nicht mehr ausschließlich die aktuelle Situation zwischen zwei Menschen, sondern berühren oft auch ältere Wunden, tief verankerte negative Lebensbotschaften und vertraute Stressmuster. Die grundlegenden psychologischen Bedürfnisse nach Bindung, Autonomie, Selbstwert und Sicherheit wirken hier ebenso wie in jeder anderen Partnerschaft, können jedoch stärker emotional aufgeladen sein. Ein kleiner Rückzug des Partners kann sich dann wie ein Ausschluss anfühlen, ein kritischer Ton wie eine Abwertung der ganzen Person, und der Wunsch nach Eigenständigkeit kann als Gefährdung der Beziehung erlebt werden.

In solchen Momenten werden leicht die bekannten 4F-Reaktionen aktiviert: Fight, Flight, Freeze oder Follow. Diese entstehen selten aus mangelnder Zuneigung, sondern vielmehr aus einem inneren Alarmzustand, der aus früheren Erfahrungen gespeist wird. Gerade deshalb bleibt die zentrale Entwicklungsaufgabe in queeren Partnerschaften dieselbe wie in allen anderen Beziehungen: Es ist elementar, das eigene Suchraster zu erkennen, die eigenen negativen Lebensbotschaften wahrzunehmen und die individuellen Stressreaktionen besser zu verstehen, um schrittweise neue Beziehungserfahrungen zu ermöglichen.

Vielleicht lässt sich dies so zusammenfassen: Nicht jede Spannung in einer queeren Partnerschaft entsteht ausschließlich zwischen den verpartnerten Personen. Ein Teil hat seine Wurzeln in der persönlichen Geschichte, ein anderer Teil im gesellschaftlichen Umfeld, und manches entsteht genau an der Schnittstelle zwischen beiden. Wer lernt, diese Ebenen zu unterscheiden, gewinnt etwas sehr Wertvolles – mehr Mitgefühl für sich selbst, mehr Verständnis für den anderen und die Freiheit, Beziehung in der Gegenwart bewusster und flexibler zu gestalten als in der Vergangenheit.

9.4   Wann Beziehung zum Schutzraum wird und wann zum Käfig

Viele Beziehungen beginnen mit einem Gefühl des Ankommens. Das gestaltet sich nicht unbedingt so spektakulär wie im Kino, sondern eher still und tief. Man hat plötzlich den Eindruck, verstanden zu werden, ohne sich dauernd erklären zu müssen, und erlebt vielleicht zum ersten Mal seit langer Zeit, dass man sich so zeigen kann, wie man ist, ohne sofort bewertet oder korrigiert zu werden. Gerade Menschen, die sich in ihrem bisherigen Leben häufig fremd, unsicher oder nicht ganz zugehörig gefühlt haben, erleben eine Partnerschaft in solchen Momenten als eine Art Schutzraum, als einen Ort, an dem sie aufatmen dürfen und an dem das innere Alarmniveau spürbar sinkt.

Ein solcher Schutzraum ist etwas sehr Wertvolles. Er kann dazu beitragen, dass alte Spannungen sich lösen, dass Vertrauen wächst und dass man sich selbst in einem milderen Licht sehen lernt. Viele Menschen berichten, dass sie erst in einer tragfähigen Beziehung erfahren, wie sich emotionale Sicherheit eigentlich anfühlt. Gleichzeitig liegt gerade in dieser Erfahrung eine leise, oft zunächst unbemerkte Gefahr. Denn Schutzräume können sich verändern, ohne dass man es sofort bemerkt.

Was am Anfang Geborgenheit war, kann im Laufe der Zeit enger werden. Nähe kann sich langsam in Verschmelzung verwandeln, Solidarität in gegenseitige Abhängigkeit, und das Bedürfnis, sich gegenseitig zu stützen, kann unmerklich dazu führen, dass der Radius des eigenen Lebens kleiner wird. Solche Entwicklungen verlaufen selten dramatisch. Meist geschehen sie schrittweise: Man verbringt weniger Zeit mit anderen Menschen, trifft Entscheidungen immer selbstverständlicher nur noch gemeinsam, überprüft häufiger, ob der Partner oder die Partnerin „noch auf derselben Seite steht", und reagiert empfindlicher auf Unterschiede oder Distanz.

Irgendwann kann dann ein paradoxes Gefühl entstehen: Man fühlt sich einerseits sicher und aufgehoben, andererseits aber auch eingeschränkt oder innerlich weniger beweglich. Der Mensch sucht Sicherheit, weil sie die Voraussetzung für Vertrauen und Entspannung ist. Gleichzeitig braucht er aber auch Spielraum, Veränderung und eigenständige Erfahrungen, um lebendig zu bleiben. Bindung, die keine Autonomie mehr zulässt, kann schwer und belastend werden; Autonomie ohne Bindung hingegen kann kühl und einsam wirken.

Ein Schutzraum bleibt gesund, solange er Durchgänge hat, solange man sich frei hinein- und hinausbewegen kann und die Beziehung nicht zur einzigen Quelle von Selbstwert, Zugehörigkeit oder Orientierung wird. Problematisch wird es meist dort, wo Angst beginnt, die Regeln zu bestimmen. Angst vor Verlust, Angst vor Zurückweisung oder auch die Angst, wieder allein oder „falsch" zu sein, können dazu führen, dass Menschen ihre gewohnten Stressreaktionen verstärkt einsetzen: Sie passen sich stärker an, kontrollieren mehr, klammern sich intensiver fest oder ziehen sich innerlich zurück. Diese Reaktionen entstehen selten aus mangelnder Liebe, sondern eher aus dem Versuch, die Sicherheit zu wahren.

Manchmal werden solche Muster sogar als besonders tiefe Verbundenheit missverstanden. Sätze wie „Ich brauche dich so sehr" oder „Nur du verstehst mich wirklich" können berührend sein und echte Nähe ausdrücken. Sie können aber auch darauf hinweisen, dass eine Beziehung mehr tragen soll, als ihr guttut. Eine tragfähige Partnerschaft ähnelt weniger einem Schutzbunker als vielmehr einem Haus mit Fenstern und Türen: Sie bietet Rückzugsmöglichkeiten und Geborgenheit, lässt aber gleichzeitig Ausblick, Bewegung und Begegnung mit der Welt zu.

Der entscheidende Entwicklungsschritt besteht nicht darin, Schutzräume grundsätzlich zu vermeiden oder aufzugeben. Vielmehr geht es darum, sie durchlässig zu gestalten, sodass Beziehung nicht zu einem Ort wird, an dem man sich versteckt, sondern zu einem Raum, in dem Wachstum möglich bleibt. Vielleicht lässt sich die zentrale Frage so formulieren: Fühle ich mich in meiner Beziehung sicher genug, um ich selbst zu sein, und zugleich frei genug, mich weiterzuentwickeln?

9.5   Partnerschaft als Bühne alter Erfahrungen

Wenn zwei Menschen sich begegnen, begegnen sich nicht nur zwei Gegenwarten. Es begegnen sich immer auch zwei Vergangenheiten.

Jeder bringt etwas mit in die Beziehung, das nicht sichtbar ist und doch spürbar wirkt: Erfahrungen aus der eigenen Familie, frühe Vorstellungen davon, wie Nähe funktioniert, wie Konflikte ausgetragen werden, wer Verantwortung trägt und wer sich anpasst. Dazu kommen alte Kränkungen, unausgesprochene Loyalitäten und manchmal auch unbewusste Versuche, etwas nachzuholen oder endlich zu „lösen", was früher nicht gelungen ist. Das geschieht selten bewusst. Es zeigt sich eher in diesen Momenten, in denen eine Reaktion plötzlich unverhältnismäßig stark wirkt – für beide.

Anna wundert sich z. B. immer wieder, warum sie so heftig reagiert, wenn Markus Dinge liegen lässt. Es geht dann nicht nur um eine Tasse oder den Geschirrspüler. In ihr entsteht ein Gefühl von Alleinsein, von „Ich muss hier alles tragen". Markus wiederum versteht nicht, warum aus seiner Sicht kleine Dinge sofort zu einem großen Thema werden. Er zieht sich zurück, wird still, vermeidet den Konflikt – und genau das verstärkt bei Anna das Gefühl, allein gelassen zu werden. Was sich hier zeigt, ist nicht nur ein Alltagskonflikt. Anna kämpft unbewusst gegen ein altes Gefühl von Überforderung an, das sie vielleicht schon früh kannte. Markus wiederum kennt Rückzug als Strategie, um

Spannung zu vermeiden. Zwei ursprünglich sinnvolle erlernte Muster verstärken sich in der Gegenwart gegenseitig und entfalten nun eine destruktive Wirkung.

Eine andere Konstellation unterscheidet sich zwar stark davon, ist aber ähnlich geprägt. Benjamin ist in Beziehungen sehr aufmerksam, fast übermäßig bemüht, es allen recht zu machen. Er spürt Stimmungen schnell und versucht, Konflikte früh zu glätten. Seine Partnerin Merle erlebt das anfangs als große Stärke. Mit der Zeit merkt sie jedoch, dass sie ihn schwer greifen kann. Wenn sie sich abgrenzt oder Kritik äußert, zieht er sich innerlich zurück oder passt sich sofort wieder an. Es entsteht keine echte Reibung, aber auch keine wirkliche Tiefe. Auch hier liegt keine „falsche" Haltung vor. Benjamin hat gelernt, dass Anpassung Nähe sichert. Merle hingegen sucht genau diese echte Auseinandersetzung, um sich verbunden zu fühlen. Beide handeln aus nachvollziehbaren inneren Logiken und geraten doch in eine Dynamik, die sie nicht bewusst gewählt haben.

So wird Partnerschaft oft zu einer Bühne, auf der alte Erfahrungen wieder auftauchen – nicht als bewusste Erinnerung, sondern als Gefühl, als Impuls, als scheinbar selbstverständliche Reaktion.

Die vertrauten Muster in Konflikten

Besonders deutlich wird das in Konfliktsituationen. Dort greifen Menschen häufig auf Bewältigungsstrategien zurück, die sie schon lange kennen.

Manche werden schnell laut, übernehmen die Führung, versuchen, Kontrolle herzustellen, weil sich Ohnmacht kaum aushalten lässt. Andere ziehen sich zurück, werden still oder abweisend, weil Nähe in angespannten Momenten als bedrohlich erlebt wird. Wieder andere erstarren innerlich, wirken nach außen ruhig, sind aber kaum noch zu erreichen. Und es gibt diejenigen, die sich sofort anpassen, um den Konflikt zu beruhigen – oft auf Kosten ihrer eigenen Bedürfnisse.

Diese Reaktionen sind zunächst sinnvoll. Sie schützen vor Überforderung. Gleichzeitig können sie genau das untergraben, was Partnerschaft eigentlich braucht: Verbindung. Der entscheidende Punkt liegt deshalb oft nicht in der Frage, wer „angefangen" hat oder wer „im Recht" ist. Viel hilfreicher ist eine andere Perspektive: *Was genau wird hier gerade in mir aktiviert?*

Denn häufig reagiert man nicht nur auf das, was der andere gerade tut, sondern auch auf etwas, das viel älter ist.

Was hinter dem Streit liegt

Wenn man einen Schritt zurücktritt, wird sichtbar, dass viele Konflikte an der Oberfläche banal wirken, aber auf tiefer liegende Bedürfnisse verweisen.

Als Anna zu Markus sagt, dass er nie den Geschirrspüler ausräumt, klingt das wie ein Vorwurf über Haushaltspflichten. Wenn man genauer hinschaut, steckt oft etwas anderes dahinter: ein Gefühl von Alleinsein, von mangelnder Unterstützung, vielleicht auch die Frage, ob sie ihm wichtig ist. Wenn Markus daraufhin sagt, dass er einfach seine Ruhe brauche, wirkt das wie Abwehr. Dahinter kann jedoch die Sorge stehen, sich im Konflikt zu verlieren oder nicht zu genügen.

Diese „Übersetzungsarbeit" ist nicht einfach, aber zentral. Es geht darum, zu erkennen, dass ein bestimmtes Verhalten selten das eigentliche Thema ist. Hinter vielen Reaktionen stehen Fragen nach Bindung, Autonomie, Selbstwert oder auch nach gemeinsamer Lebendigkeit.

Kleine Verschiebungen, große Wirkung

Was oft unterschätzt wird: Dynamiken verändern sich nicht nur durch große Einsichten, sondern häufig durch kleine, bewusste Verschiebungen.

Wenn Anna in einem angespannten Moment nicht sagt: „Du hilfst nie", sondern stattdessen formuliert: „Ich merke gerade, dass ich mich überfordert fühle und Unterstützung brauche", verändert sich etwas Grundlegendes. Die Aussage ist nicht weniger klar, aber sie greift den anderen weniger an.

Wenn Markus wiederum nicht einfach schweigt oder den Raum verlässt, sondern sagt: „Ich merke, dass mich das gerade trifft und ich einen Moment brauche, um mich zu sortieren", bleibt die Verbindung bestehen, auch wenn er sich kurz zurückzieht.

Es geht dabei nicht um perfekte Kommunikation oder darum, immer „richtig" zu reagieren. Entscheidend ist, dass ein gewisses Maß an Bewusstheit entsteht – ein kleiner Abstand zwischen Impuls und Handlung.

Wenn die Vergangenheit mitredet

Eine der hilfreichsten Fragen in solchen Momenten ist oft überraschend einfach: *Reagiere ich gerade auf meinen Partner/meine Partnerin – oder auf etwas, das ich von früher kenne?*

Julia erlebt beispielsweise starke Unruhe, wenn Tarek einen Abend für sich haben möchte. Sie spürt sofort Angst, wird angespannt und beginnt, zu zweifeln. Wenn sie genauer hinschaut, merkt sie, dass dieses Gefühl nicht neu ist. Es erinnert sie an frühere Erfahrungen, in denen Nähe unsicher war oder Verlust drohte.

Markus wiederum fühlt sich bei Kritik schnell klein und unzulänglich. Obwohl Anna sachlich bleibt, reagiert er innerlich, als würde etwas Grundsätzliches über ihn gesagt. Auch hier ist die aktuelle Situation nur ein Teil der Geschichte.

Die Fähigkeit, zwischen damaligen und heutigen Erfahrungen zu unterscheiden, gehört zu den wichtigsten Entwicklungsschritten in Beziehungen. Sie entsteht nicht von selbst, sondern durch wiederholtes Innehalten und Reflektieren.

Ziel: Begegnung statt Wiederholung

Eine tragfähige Partnerschaft entsteht nicht dadurch, dass Konflikte vermieden werden. Sie entsteht dadurch, dass beide beginnen, ihre eigenen Muster zu erkennen und Verantwortung dafür zu übernehmen. Das bedeutet nicht, dass alles leicht wird. Im Gegenteil: Es erfordert oft mehr Anstrengung, bewusst zu reagieren, als einfach dem gewohnten Impuls zu folgen. Aber es verändert die Qualität der Begegnung. Wenn ich meine eigene Geschichte kenne und gleichzeitig neugierig auf die des anderen bleibe, entsteht etwas anderes als ein automatisches Gegeneinander. Dann wird aus der Wiederholung eine Wahlmöglichkeit.

Ein Blick auf sich selbst

Vielleicht lohnt es sich, an dieser Stelle einen Moment innezuhalten und sich nicht nur die Beziehung, sondern die eigene Rolle darin anzuschauen.

Viele Menschen stellen irgendwann fest, dass sich bestimmte Dynamiken wiederholen. Dass sie sich von ähnlichen Eigenschaften angezogen fühlen oder immer wieder an ähnlichen Punkten anstoßen. Manche erleben eine vertraute Form von Nähe, die gleichzeitig Sicherheit und Enge bedeutet. Andere geraten immer wieder in Konstellationen, in denen sie sich anpassen oder kämpfen müssen.

Wenn man etwas tiefer schaut, tauchen oft sehr grundlegende Fragen auf: Fühle ich mich in Beziehungen eher sicher oder wachsam? Habe ich das Gefühl, gesehen oder eher bewertet zu werden? Kann ich ich selbst bleiben, oder passe ich mich an, um Verbindung zu sichern? Manchmal zeigt sich darin auch eine leise, alte Botschaft, die lange mitläuft. Innere Überzeugungen wie *„Du musst stark sein"*, *„Du darfst nicht stören"*, *„Du wirst sowieso verlassen"*, *„Du genügst nicht"* wirken oft unauffällig – und prägen doch viele Entscheidungen.

Wiederholen oder gegensteuern?

Ein interessanter Blick ergibt sich auch, wenn man sich fragt, wie ähnlich oder wie unterschiedlich die eigenen Beziehungen im Vergleich zur Herkunftsfamilie sind.

Manche Menschen wählen Partner*innen und Dynamiken, die dem Vertrauten sehr nahekommen. Das kann Sicherheit geben, aber auch alte Muster stabilisieren. Andere versuchen bewusst, alles anders zu machen – und geraten dabei in eine Art Gegenbewegung, die ebenfalls starr werden kann.

Eine Frau, die in einer sehr kontrollierenden Familie aufgewachsen ist, sucht sich vielleicht bewusst Partner, die ihr viel Freiheit lassen. Das kann entlastend sein. Gleichzeitig kann es passieren, dass sie Nähe schwer zulassen kann, weil sie jede Form von Einfluss sofort als Einschränkung erlebt. Ein Mann, der wenig Verlässlichkeit erlebt hat, sucht sich möglicherweise Beziehungen, in denen er selbst sehr viel Struktur hineinbringt. Das gibt Stabilität, kann aber auch dazu führen, dass wenig Raum für Spontaneität bleibt. Letztlich lautet die Frage nicht, was „richtig" ist, sondern ob Bewegung möglich ist. Ob jemand zwischen Nähe und Distanz, zwischen Anpassung und Abgrenzung, zwischen Kontrolle und Vertrauen variieren kann.

Vielleicht lässt sich das Ganze so zusammenfassen: Partnerschaft ist kein Zufall und auch kein reines Glück. Sie ist ein Raum, in dem sich zeigt, wie wir geworden sind, und in dem wir die Möglichkeit haben, etwas davon zu verändern.

„Hallo, wie geht es mir?" – Fragen zur Partnerschaft

Es kann sich lohnen, den inneren Kompass in Bezug auf Partnerschaften zu prüfen und bei Bedarf neu auszurichten. Hierfür eignen sich z. B. folgende Fragen:

- Suche ich Menschen, die meine alte Geschichte bestätigen? Oder suche ich Menschen, mit denen ich neue Erfahrungen machen kann?
- Darf ich Beziehung heute anders gestalten als früher?
- Wie will ich meine Partnerschaften künftig gestalten?
- Und vielleicht ist die wichtigste Frage auch hier wieder eine sehr einfache: Hallo, wie geht es mir eigentlich in meiner Partnerschaft?

Keine Partnerschaft muss perfekt oder radikal anders gestaltet sein, falls das Gegenteil vorheriger Erfahrungen angestrebt wird. Empfehlenswert ist es auch hier, keinem starren Muster zu folgen, denn Beziehung ist nicht nur Wiederholung. Dann bietet eine Partnerschaft die Möglichkeit zur Entwicklung und für Neues, während sie gleichzeitig Vertrautheit und Sicherheit gewährleistet.

10

Sexualität – die Last mit der Lust

Wenn man das Wort „Sexualität" ausspricht, wird es in vielen Räumen plötzlich still.

In der Öffentlichkeit scheint Sexualität allgegenwärtig zu sein. Werbung, Filme, Dating-Apps, soziale Medien, überall begegnet uns das Thema. Dennoch wird es im persönlichen Gespräch oft vorsichtig umgangen. Selbst in der Psychotherapie, bei der über Ängste, Zwänge, Schuldgefühle und Traumata gesprochen wird, bleibt Sexualität erstaunlich häufig ausgespart. Warum eigentlich?

Vielleicht liegt es daran, dass Sexualität etwas sehr Persönliches ist, dass sie mit Scham belegt ist oder dass sie so eng mit unseren Grundbedürfnissen Bindung, Autonomie, Selbstwert und Lust verbunden ist. Genau deshalb lohnt es sich, genauer hinzuschauen.

10.1 Sexualität und Intimität – ein kompliziertes Paar

Sigmund Freud sprach davon, dass sich die zärtlichen und die sexuellen Strebungen „legieren" sollten, also miteinander verbunden sein sollten. Das klingt altmodisch, ist aber psychologisch hochinteressant. Denn tatsächlich erleben viele Menschen eine Spannung zwischen Nähe und Begehren.

Da gibt es Paare, die sich sehr lieben, einander vertrauen, gemeinsam durch Krisen gegangen sind und doch ist die Sexualität im Laufe der Jahre leiser geworden – nicht aus Böswilligkeit oder aus Mangel an Zuneigung, sondern

G. Zarbock, *Hallo, wie geht es mir?*, https://doi.org/10.1007/978-3-662-72894-9_10

weil Alltag, Routinen und vielleicht auch unausgesprochene Enttäuschungen sich dazwischengeschoben haben.

Daneben gibt es Menschen, die schnell sexuelle Kontakte eingehen können. Dating-Apps machen es ihnen leicht. Ein Wischen genügt. Begegnungen beginnen intensiv – und enden manchmal nach wenigen Stunden oder Tagen. Zurück bleibt nicht selten Ernüchterung: War das Nähe? Oder nur Erregung und ihre Abführung?

Vielleicht erkennen Sie sich in einer dieser Beschreibungen wieder, vielleicht auch nicht. Wichtig ist zunächst nur die Frage: Wie geht es mir eigentlich mit meiner Sexualität?

Wenn Lust und Scham sich begegnen

Sexualität ist nie rein körperlich, sondern immer auch psychologisch. Unsere ersten Erfahrungen mit dem eigenen Körper, mit Nacktheit, mit Lust, mit Verboten oder mit Beschämung hinterlassen Spuren. Vielleicht gab es in Ihrer Herkunftsfamilie offene Gespräche, vielleicht aber auch strenge Moral, ironische Kommentare oder peinliches Schweigen. Manche Menschen tragen unbewusst Botschaften in sich wie „Sex ist etwas Schmutziges", „Über so etwas spricht man nicht", „Ich bin nicht attraktiv genug", „Ich darf nicht zu viel wollen."

Solche inneren Sätze entstehen selten aus dem Nichts. Sie wachsen aus Erlebnissen, aus zugeworfenen Blicken, aus den untergründigen Reaktionen anderer oder aus offenen Zurückweisungen und aus erschütternden Übergriffen. Und sie wirken weiter, oft leise, aber hartnäckig. Wenn z. B. eine Frau in einer Beziehung zwar Nähe sucht, aber bei sexueller Annäherung plötzlich innerlich blockiert, kann das viele Gründe haben. Vielleicht spielt Angst eine Rolle, vielleicht alte Schamerfahrungen oder auch die Sorge, nicht zu genügen oder unattraktiv zu sein. Hier lohnt sich keine schnelle Diagnose, sondern eine behutsame Erkundung: Was genau passiert in mir, wenn es intim wird? Zieht sich mein Körper zusammen? Werde ich innerlich kritisch? Oder fühle ich mich unter Druck gesetzt, auch wenn niemand Druck ausübt?

Sexualität als Ausdruck innerer Dynamiken

In früheren Kapiteln haben wir über Bindung, Autonomie und Selbstwert gesprochen. Sexualität ist ein Feld, auf dem all diese Bedürfnisse gleichzeitig aktiv sind. Wer Angst vor dem Verlassenwerden hat, kann Sexualität benutzen, um Bindung zu sichern. Wer Autonomie über alles stellt, kann Sexualität strikt von Nähe trennen. Wer einen fragilen Selbstwert hat, sucht vielleicht Bestätigung über Begehren. Das alles geschieht meist nicht bewusst. Es sind Muster.

Ein Mann erzählte mir im therapeutischen Gespräch einmal, dass er sich nur dann lebendig fühle, wenn er neu begehrt werde. In festen Beziehungen verliere er schnell das Interesse. Bei genauerem Hinsehen zeigte sich, dass für ihn Nähe unbewusst mit Abhängigkeit verknüpft war. Sexuelles Begehren war sicher, aber Verbindlichkeit bedrohlich.

Eine andere Patientin lebte seit Jahren in einer stabilen Partnerschaft, litt aber unter massiver Lustlosigkeit. Erst im Gespräch wurde deutlich, dass sie Sexualität immer als Pflicht erlebt hatte. Lust war nie ihr eigener Impuls gewesen, sondern Anpassung.

Beide Beispiele zeigen: Sexualität ist selten „das Problem", sondern oft Ausdruck tieferer innerer Dynamiken.

Pornografie, Vergleich und Selbstwert

Heutzutage sind sexuelle Reize leicht verfügbar und fast allgegenwärtig. Bilder und Videos vermitteln häufig unrealistische Vorstellungen von Körpern, sexueller Erregungsdauer und -intensität sowie sexueller Leistungsfähigkeit. Manche Menschen nutzen solche Angebote neugierig und gelegentlich. Andere merken, dass sie zunehmend darauf zurückgreifen – nicht aus Lust, sondern aus Gewohnheit, Langeweile oder Einsamkeit.

Hier stellt sich nicht die moralische Frage, ob etwas „erlaubt" ist, sondern die psychologische: Was suche ich dort eigentlich? Ist es Erregung, Ablenkung, Betäubung, Bestätigung oder Kontrolle? Wie wirkt sich das auf meine reale Begegnungsfähigkeit aus?

Wenn Sexualität verletzt wurde

Nicht wenige Menschen haben in ihrem Leben sexuelle Grenzüberschreitungen erlebt: Diese reichen von subtiler Beschämung bis zu massiver Gewalt. Solche Erfahrungen können dazu führen, dass der Körper zwar reagiert, aber das Vertrauen fehlt, oder dass Sexualität ganz gemieden wird oder dass die Person dissoziiert, also alles wie von außen gesehen erlebt.

Hier ist zur Veränderung Geduld entscheidend. Es braucht Sicherheit, Verständnis, und die Selbstbestimmung der kleinen Schritte sowie vor allem eines: das Recht, Nein zu sagen – und auch den Mut, sich zu trauen, irgendwann wieder Ja zu sagen.

Sexualität darf niemals Pflicht sein. Sie darf aber wieder Quelle von Lebendigkeit werden.

Sexualität als Ausdruck innerer Freiheit

Sexualität ist kein Leistungstest, kein Wettbewerb, kein Beweis von Wert. Sie ist – im besten Fall – ein Dialog zwischen zwei Menschen. Ein Dialog aus Nähe und Autonomie, aus Lust und Vertrauen. Und vielleicht ist die entscheidende Frage hier nicht: „Habe ich genug Sex?" Sondern: „Fühle ich mich in meiner Sexualität stimmig mit mir selbst?" Wenn Sie diese Frage ehrlich beantworten können, sind Sie bereits auf einem guten Weg.

10.2 Sexualität im Spiegel unserer Grundbedürfnisse

Sexualität und Bindung – Nähe suchen und aushalten

Sexualität kann eine der intensivsten Formen von Nähe sein. Zwei Menschen kommen sich körperlich nah, aber auch emotional. Man zeigt sich verletzlich und vertraut. Doch genau hier liegt für manche die Schwierigkeit. Wer in seiner Lebensgeschichte Bindungsunsicherheit, Zurückweisung, Unberechenbarkeit, emotionale Kälte oder übermäßige Vereinnahmung erlebt hat, wird möglicherweise auch in der Sexualität unsicher reagieren. Einige klammern sich über Sexualität an den Partner oder die Partnerin: „Wenn wir miteinander schlafen, bleibt er oder sie bei mir."

Andere halten Sexualität strikt von emotionaler Nähe getrennt: „Begehren ja – aber bitte ohne Verbindlichkeit." Wieder andere erleben in festen Beziehungen eine paradoxe Entwicklung: Je größer die emotionale Sicherheit wird, desto weniger lebendig fühlt sich die Sexualität an. Nähe scheint das Begehren zu dämpfen.

Hier lohnt sich die Frage: Wie erlebe ich Nähe? Ist sie beruhigend oder macht sie mich unruhig? Nutze ich Sexualität, um Bindung herzustellen? Oder vermeide ich Bindung, indem ich Sexualität auf Distanz halte?

Sexualität und Autonomie – Ich selbst bleiben dürfen

Sexualität ist immer auch ein Feld der Selbstbestimmung. Darf ich Nein sagen? Darf ich Ja sagen? Darf ich eigene Wünsche haben? In manchen Beziehungen wird Sexualität zum Machtfeld: Einer möchte häufiger, der andere seltener. Einer wünscht Experimente, der andere Sicherheit. Einer zieht sich zurück, der andere fühlt sich zurückgewiesen.

Autonomie bedeutet hier nicht Egoismus. Autonomie bedeutet: Ich darf ich bleiben, auch im intimen Kontakt. Ein Beispiel: Eine Frau berichtet, dass sie regelmäßig mit ihrem Partner schläft, obwohl sie oft keine Lust empfinde. Das passiere nicht aus Angst vor Vorwürfen, sondern aus Sorge, ihn zu enttäuschen. Auf den ersten Blick wirkt die Beziehung stabil, aber auf den zweiten Blick zeigt sich: Ihre Autonomie kommt kaum vor.

Vielleicht können Sie sich fragen: Kann ich in meiner Sexualität frei entscheiden? Oder fühle ich mich verpflichtet? Traue ich mich, Wünsche zu äußern, oder passe ich mich an?

Sexualität und Selbstwert – Bin ich begehrenswert?

Sexualität berührt unser Selbstwertgefühl auf unmittelbare Weise. Begehrt werden tut gut, abgelehnt werden tut weh. Wer früh erlebt hat, nicht gut genug zu sein – zu dick, zu dünn, zu laut, zu still, zu unattraktiv –, trägt diese Botschaften oft weiter, auch wenn sie objektiv betrachtet längst nicht mehr stimmen.

Ein Mann, der beruflich sehr erfolgreich ist, erlebt beim Nachlassen seiner Erektion eine massive Selbstwertkrise, und zwar nicht etwa, weil Sexualität allein sein Leben bestimmt, sondern weil sie für ihn unbewusst mit Männlichkeit und Wert verknüpft ist.

Eine Frau, die ihren Körper kritisch betrachtet, vermeidet es, sich beim Sex im Licht zu zeigen. Ihr Partner empfindet das als Distanz, sie empfindet es als Schutz.

Hier wirken oft alte Lebensbotschaften: „Du genügst nicht", „Du bist nicht attraktiv", „Du darfst keine Schwäche zeigen." Sexualität wird dann zum Prüfstein des eigenen Wertes.

Sexualität und Lustgewinn – Darf ich mich gehen lassen und genießen?

Lust ist ein Grundbedürfnis. Dennoch fällt es vielen schwer, sie unbeschwert zuzulassen. Manche sind mit einer strengen Moral aufgewachsen, sodass Lust Schuldgefühle verursacht. Andere haben durch Missbrauch gelernt, dass Lust gefährlich oder immer nur die Lust des anderen ist – mit eigener Ohnmacht verknüpft!

Wieder andere haben erlebt, dass Lust mit Scham einhergeht. Das eigene Selbst schämt sich seiner Lust. Dann heißt es bei der Sexualität „Augen zu und durch" oder wie der Rat der englischen Königin Vicoria an ihre Tochter Prinzessin Alice vor der Hochzeitsnacht lautete: „Close your eyes and think of England" („Schließ die Augen und denk an England").

Wenn Lust verboten ist oder zumindest in der Gegenwart eines Partners oder einer Partnerin als zu beschämend erlebt wird, wird sie entweder unterdrückt oder heimlich allein ausgelebt.

Pornografiekonsum kann beispielsweise ganz unterschiedliche Funktionen haben. Für manche ist er harmloser Zeitvertreib, für andere Flucht vor Einsamkeit oder Stress, für wieder andere ein Ersatz für Beziehung oder die Möglichkeit, sich allein und ohne Scham der Lust hingeben zu können.

Hier geht es nicht um moralische Bewertung, sondern um Selbstklärung: Dient meine Sexualität der Begegnung oder der Betäubung? Erlebe ich Lust als lebendig oder als zwangsbehaftet?

Sexualität und Identität – Wer bin ich als sexuelles Wesen?

Sexualität gehört zu unserer Identität. Drücke ich mein Begehren deutlich aus oder bin ich eher zurückhaltend? Bin ich eher sinnlich oder eher kopflastig? Stehe ich mich mit meiner sexuellen Orientierung im Einklang oder kämpfe ich innerlich mit Anteilen, die nicht zu meinem Selbstbild passen?

Identität bedeutet Stimmigkeit. Wenn Sexualität dauerhaft im Widerspruch zum eigenen Werte- oder Selbstbild steht, entsteht innere Spannung. Manche leben beispielsweise in stabilen Beziehungen, fühlen sich aber innerlich zerrissen zwischen Loyalität und Fantasien. Andere schämen sich für ihre Wünsche, obwohl sie niemandem schaden. Hier lautet die zentrale Frage: Kann ich meine Sexualität in mein Selbstbild integrieren? Oder spalte ich sie ab?

10.3 Erkundung der eigenen Sexualität – Sex in Gedanken und Worte fassen

Über Sexualität zu sprechen, fällt vielen Menschen schwer – vielleicht weil sie so nah ist oder sie so viele Schichten berührt: Körper, Beziehung, Selbstwert, Scham, Sehnsucht, Erinnerung. Vielleicht ist dies auch darauf zurückzuführen, dass wir gelernt haben, sie entweder zu idealisieren oder zu funktionalisieren, sie aber selten als Teil unserer eigenen inneren Wirklichkeit betrachten.

Wenn Sie sich diesem Thema nähern, geht es deshalb nicht darum, etwas „richtig" zu machen oder ein bestimmtes Bild zu erfüllen. Es geht eher darum, sich selbst ein Stück ehrlicher zu begegnen. Eine mögliche Annäherung beginnt schlicht mit der Frage: Wie geht es mir eigentlich mit meiner eigenen Sexualität?

Manche Menschen merken, dass sich ihre Sexualität eher leicht und zugänglich anfühlt. Sie erleben sie als etwas, das Verbindung schafft, das Freude macht, das nicht ständig hinterfragt werden muss. Das heißt nicht, dass immer alles einfach ist – aber es gibt eine grundsätzliche Erlaubnis, sich in diesem Themenfeld zu bewegen.

Andere erleben etwas anderes. Eine Frau beschreibt z. B., dass sie Nähe in Beziehungen grundsätzlich schätze, Sexualität für sie aber oft mit Anspannung verbunden sei. Sie funktioniert, sie „macht mit", sie weiß, was erwartet wird – und gleichzeitig bleibt sie innerlich ein Stück auf Abstand. Es ist, als würde ein Teil von ihr beteiligt sein, während ein anderer zuschaut. Wenn sie ehrlich ist, wisse sie oft gar nicht so genau, was sie selbst eigentlich möchte.

Ein Mann erzählt, dass Sexualität für ihn lange ein Ort war, an dem er sich bestätigt gefühlt habe. Solange er begehrt wurde, fühlte er sich sicher. Wenn das ausblieb, kamen schnell Zweifel auf. Dann ging es weniger um Begegnung als um die Frage, ob er „genug" sei. Nähe wurde an Leistung geknüpft, oft ohne dass es ihm bewusst war.

Solche Erfahrungen sind nicht ungewöhnlich. Sie zeigen, dass Sexualität selten nur „Sexualität" ist. Sie ist häufig verbunden mit tieferen Themen: Der Wunsch, gesehen zu werden, die Angst, sich zu verlieren, das Bedürfnis nach Kontrolle oder auch die Vermeidung von Verletzlichkeit. Wenn man beginnt, genauer hinzuschauen, tauchen oft alte Botschaften auf. Manchmal sind sie sehr direkt, etwa wenn jemand mit strengen Vorstellungen von „richtig" und „falsch" aufgewachsen ist. Manchmal sind sie subtiler: ein Gefühl, dass man sich anpassen muss, dass die eigenen Bedürfnisse zweitrangig sind, dass Lust etwas ist, das man eher gibt als selbst erlebt.

Eine Frau merkt beispielsweise erst spät, dass sie sich in intimen Situationen häufig danach richtet, was sie glaubt, dass der andere möchte. Es fällt ihr schwer, innezuhalten und zu spüren, ob sie selbst gerade überhaupt Lust empfindet. Ihre Sexualität ist stark auf Beziehung – auf Harmonie und Verbindung – ausgerichtet, aber wenig auf ihre eigene Erfahrung.

Ein anderer Mensch hat den umgekehrten Zugang entwickelt. Für ihn ist Sexualität ein Ort von Autonomie, manchmal sogar von Abgrenzung. Nähe wird schnell als einengend erlebt, körperliche Begegnung hingegen als kontrollierbarer Raum. Auch das ist eine Form von Umgang – nicht falsch, aber unterbewusst geprägt.

Mit der Zeit kann es interessant werden, zu fragen, welche Funktion Sexualität im eigenen Leben eigentlich hat. Ist sie eher ein Weg, sich verbunden zu fühlen? Ein Ort, an dem man sich selbst bestätigt? Ein Bereich, in dem man sich zurückzieht oder sich anpasst? Oder tatsächlich ein Raum von Lust, Spiel und Lebendigkeit? Die Antworten darauf sind selten eindeutig. Oft mischen sich verschiedene Ebenen.

Ein weiterer Aspekt, der häufig erst beim genaueren Hinsehen auftaucht, betrifft die eigenen Grenzen und Wünsche. Ein Mann beschreibt, dass er lange davon ausgegangen sei, „offen" und unkompliziert zu sein. Erst in einer späteren Beziehung merkt er, dass er vieles einfach mitmacht, ohne wirklich zu prüfen, ob es für ihn passt. Seine Anpassung wird ihm erst bewusst, als er beginnt, sich innerlich unwohl zu fühlen.

Eine Frau erlebt das Gegenteil: Sie hat klare Vorstellungen davon, was sie möchte und was nicht, traut sich aber lange nicht, das auszusprechen, aus Sorge, den anderen zu enttäuschen oder die Verbindung zu gefährden. Erst als sie beginnt, vorsichtig Worte dafür zu finden, verändert sich etwas – nicht nur in der Sexualität, sondern in der gesamten Beziehung.

All das zeigt: Sexualität ist kein isolierter Bereich. Sie steht in engem Zusammenhang mit Identität, Beziehungserfahrung und Selbstwert. Die Frage, ob man sich darin „frei" oder eher „gehemmt" erlebt, ist deshalb weniger eine feste Kategorie als ein Hinweis darauf, wie viel Zugang man zu sich selbst hat – gerade in einem Bereich, der so viel Offenheit und gleichzeitig so viel Verletzlichkeit verlangt.

Vielleicht geht es am Ende gar nicht darum, klare Antworten zu formulieren, sondern eher darum, sich selbst in diesem Bereich nicht auszuweichen, sich zu erlauben, wahrzunehmen, wann es sich stimmig anfühlt – und wann nicht: Wann fühlt sich Sexualität lebendig an, wann entsteht eher Spannung, Anpassung oder Unsicherheit? Es lohnt sich, diese Frage nicht vorschnell und abschließend klären zu wollen, sondern sie ein Stück mitzunehmen und regelmäßig zu fragen: Hallo, wie geht es mir eigentlich damit?

Hallo, wie geht es mir? – eine Einladung zur Selbstklärung

Vielleicht möchten Sie sich einige Fragen zu Ihrer Sexualität stellen:

- Fühle ich mich in meiner Sexualität eher frei oder eher gehemmt?
- Kann ich Wünsche äußern?
- Kann ich Grenzen setzen?
- Ist Sexualität für mich eher Bindung, eher Leistung oder eher Spiel?
- Gibt es alte Botschaften, die mich noch steuern?

Es geht nicht darum, etwas sofort zu verändern. Es geht darum, sich selbst und die eigene Sexualität besser zu verstehen.

11

Symptome als „Alarmstufe Rot" und als fehlgeleitete Lösungsversuche

Die Psychologie kann den Auftritt von Symptomen als Ausdruck einer Krise begreifen. Eine Krise zeichnet sich dadurch aus, dass Betroffene keinen zufriedenstellenden Ausweg oder Lösungsversuch mehr finden. Durch Überforderung befindet sich der gesamte Organismus in einer permanenten Belastungs- und Stresssituation, bei der die physischen Systeme auf Alarm geschaltet sind oder zwischen Kampf- und Fluchtreaktion – also Fight und Flight – hin- und herpendeln. Ebenso kann sich der Organismus in einem erstarrten Schockzustand (Freeze) befinden, da weder Angriff noch Flucht möglich ist oder nach einer Zeit der vergeblichen Versuche, das Problem entweder durch Aggression oder durch angstgetriebene Flucht zu bewältigen, nur noch das Erstarren als Notfallreaktion übrig bleibt.

11.1 Zur Entstehung psychischer Symptome

Um ein tieferes Verständnis von psychischen Symptomen zu vermitteln, greife ich an dieser Stelle auf die *Konsistenztheorie* von Klaus Grawe zurück, der sich, wie in Abschn. 1.2 bereits dargelegt, mit den menschlichen Grundbedürfnissen befasst hat. Seiner Theorie zufolge führt eine länger andauernde Situation, in der ein Mensch die Erfahrung macht, dass er seine Ziele im Sinne der Befriedigung von Grundbedürfnissen nicht erreichen kann, zur Verletzung der Konsistenz, also zu einer hohen Inkonsistenz. Er empfindet das, was er erlebt, sein aktuelles Leben und Sein, als unbefriedigend und frustrierend oder sogar höchst beängstigend und bedrohlich. Dies steht im Gegensatz zu seinen

G. Zarbock, *Hallo, wie geht es mir?*, https://doi.org/10.1007/978-3-662-72894-9_11

Lebenszielen und Wünschen, die elementar durch die Grundbedürfnisse Bindung, Autonomie, Selbstwert/Selbstwerterhöhung, Lustgewinn/Unlustvermeidung und übergeordnete Identität beschrieben werden können.

Beschreibungen extremer Inkonsistenzzustände erhalten im allgemeinen Sprachgebrauch oft das Etikett „Nervenzusammenbruch". Patient*innen weinen hemmungslos, stieren apathisch in die Gegend, leiden unter dem Gefühl, verrückt zu werden, unter Schlaflosigkeit, innerer Unruhe und Getriebenheit oder ziehen sich depressiv ins Bett zurück und verweigern alle sozialen Kontakte.

Oft finden sich solche krisenhaft erlebten Zustände des Konsistenzverlusts vor dem Beginn der eigentlichen Symptomatik. Symptome wie Depressionen, Ängste oder Zwänge oder auch die Entwicklung einer Essstörung wie Anorexie (Magersucht) oder Bulimie (Ess-Brech-Sucht) sind nicht nur Ausdruck dieser Krisensituationen, sondern meistens auch der Versuch, Dinge zu lösen, allerdings um einen sehr hohen Preis. Deshalb spreche ich hier auch von Symptomen als falschem Lösungsweg.

11.2 Warum Symptome Lösungswege sind, wenngleich die falschen

Hierbei hilft die Idee des bekannten und des unbekannten Übels. Bei einem bekannten Übel weiß ich zumindest, was mich erwartet, wie schmerzlich der Schmerz oder wie tief sich die Depression anfühlt. Bei einem unbekannten Übel kommt die Erwartungsangst hinzu, was denn alles passieren könnte.

Eine sehr simple, aber gut bestätigte psychologische Theorie führt psychische Störungen auf *Erfahrungsvermeidung* („experiential avoidance") zurück. Indem wir Schmerz und Trauer in dem Moment, in dem sie entstehen, nicht aushalten wollen, sondern „mit allen Mitteln" vermeiden, erfahren wir eine kurzfristige Entlastung. Aber diese Vermeidung kann langfristig und in Abhängigkeit von den gewählten Mitteln zu Schäden führen, die dann in der Regel weitaus schlimmer sind als die ursprüngliche Ursache.

Die Idee, dass Symptome ungünstige Lösungsversuche sind, lässt sich durch das sogenannte *neurotische Paradox*, das bereits Hans-Jürgen Eysenck (1916–1997) formuliert hat, begründen. Unser Verhalten wird im Wesentlichen durch kurzfristige Konsequenzen bestimmt, die oft im Mikrosekundenbereich liegen. Die negativen Folgen, die uns Leid verursachen und dann die eigentliche psychische oder psychosomatische Störung darstellen, können erst Tage, Wochen oder sogar Jahre später zutage treten.

Das Prinzip lässt sich gut an der Alkoholabhängigkeit demonstrieren: Der Alkohol schmeckt mit dem ersten Schluck sehr lecker und entspannt meist umgehend. Die Fettleber tritt erst nach Jahren des regelmäßigen Alkoholkonsums in Erscheinung, Herz-Kreislauf- oder Hirnschädigungen gegebenenfalls noch später. Dazwischen liegen dann vielleicht noch der Verlust der Partnerschaft, des Arbeitsplatzes, der Selbstachtung usw.

Die Bilder auf den Zigarettenpackungen mit schwersten Erkrankungen und krankhaften Organveränderungen versuchen, genau diesen Widerspruch – in diesem Zusammenhang oft als *Präventionsparadox* bezeichnet – zu durchbrechen. Der kurzfristige symptomatische Lösungsweg beim Rauchen ist unter anderem ein Abbau von Spannungen. Die langfristigen negativen Folgen, an die beim Rauchen nicht gedacht wird, auch da sie noch nicht zu spüren sind, sollen durch angst- und ekelerregende Bilder ins Hier und Jetzt gerückt werden.

11.3 Der vermeintliche Lösungscharakter von Symptomen

Symptome haben oft auch einen Lösungscharakter. Der soziale Rückzug und die Depression, bei der ich mich immer weniger außerhalb meiner Wohnung aufhalte, sondern mich ins Bett zurückziehe, wirken quasi als Betäubungsmittel und Ablenkung. Ich muss mich vielleicht mit der auslösenden Verunsicherung oder sogar Kränkung nicht auseinandersetzen. Ich kann auch, sofern es sich um eine Trennung oder um einen Verlust handelt, verhindern, mich wirklich mit dem Ende auseinandersetzen zu müssen. Ich vermeide also im Sinne der Experiential-Avoidance-Theorie einen heftigen und intensiven Schmerz, ein heftiges und intensives Trauergefühl oder einen anderen negativen Zustand. Diese negativen Zustände würden zwar nicht ewig dauern, sind aber sehr unangenehm. Durch die Herabregelung aller Lebens- und Empfindungskräfte im Rahmen der Depression entgehe ich genau diesem Schmerz – dies aber nur scheinbar und um einen hohen Preis für die Zukunft.

Bei phobischen Ängsten lässt sich oft auch ein sogenannter *Krankheitsgewinn* finden. Ich kann durch die Angst vor Höhe oder vor spezifischen Objekten meine innere Verunsicherung auf etwas konkret Handhabbares reduzieren. Hohe Türme und Brücken kann ich meiden oder aufpassen, ob sich z. B. bestimmte Tiere (Spinnen, Schlangen oder Hunde) nähern. Bei Spinnen kann ich einen Aufstand veranstalten, sodass sich ganz sicher jemand findet, der die Spinne für mich einfängt und aus meinem Zimmer entfernt.

Auch für ängstliches Grübeln oder Zwangsgedanken (sich aufdrängende Gedanken von aggressivem, sexuellem oder auch gotteslästerlichem Inhalt) lassen sich oft ähnliche Schutzfunktionen finden. Oft dienen Zwänge oder ängstliches Grübeln dazu, dahinter liegende Unsicherheiten und Defizite des Selbstwertgefühls in sozialen Beziehungen oder der sonstigen Lebensgestaltung vor sich selbst und anderen zu verbergen.

11.4 Aufdeckung fehlgeleiteter Lösungsversuche – die Suche nach dem Ursprung

Im Rahmen der psychologischen Selbsterfahrung können Sie durch einige gezielte Fragen versuchen, einzukreisen, ob Ihren Schwierigkeiten solche verborgenen Lösungsversuche zugrunde liegen. Überlegen Sie, wie Sie die folgende Frage beantworten könnten: „Stellen Sie sich vor, Sie wachen eines morgens auf und alle Ihre Probleme wären weg, was genau wäre dann anders in Ihrem Leben?" Mit der Beantwortung dieser Frage könnten gegebenenfalls auch Leerstellen sichtbar werden, da Sie ohne Symptomatik oder Problematik gar nicht mehr wüssten, was Sie stattdessen tun könnten. Welche anderen Lebensthemen oder Probleme würden sich nach dem plötzlichen Wegfall der Symptomatik auf einmal wieder in voller Schärfe stellen? Wovor haben die Symptome Sie vielleicht auch geschützt?

Aber wie schon der Buchtitel *„Hallo, wie geht es mir"* bereits impliziert, sind solche Fragen durch Selbstreflexion, also die Selbstbefragung und das eigene Denken, sehr schwer herauszuarbeiten. Wie soll man etwas, das man vor sich selbst aus gutem Grunde verborgen hat, schnell und einfach durch Nachdenken finden können? Deswegen bedarf es des Blickes von außen, denn der andere sieht uns so, wie wir uns nie sehen können. Darauf spielt der Witz mit den beiden Psycholog*innen an, die sich mit „Hallo, wie geht es mir" begrüßen.

In Kap. 13 werden daher Hilfsmittel vorgestellt, um den Hintergrund, auf dem die Symptomatik oder Problematik gewachsen ist, besser zu verstehen und vielleicht so verändern zu können, dass der Symptomatik selbst die Kraft entzogen oder sie quasi überflüssig wird. In Kap. 15 finden Sie Hinweise zur Selbsthilfe, um sogenannte Symptomautomatismen, z. B. den „inneren Schweinehund" (s. Abschn. 15.4), zu überwinden. Geboten werden also zwei

Auswege aus psychischen Problemen und Symptomen, einerseits die Arbeit an symptomatischen Teufelskreisen, die direkt am Symptom ansetzt, und andererseits die Arbeit am Hintergrund, die den individuellen Sinn der Symptome aufgreift und die Veränderung aus dieser Perspektive angeht.

Die direkte Arbeit am Symptom zeichnet die nassforsche Formulierung von Eysenck nach, dass das Symptom eben die Neurose sei. Hiermit wird bei Eysenck die Behauptung verbunden, dass hinter den Symptomen weder Lebensproblematiken noch biografische Hintergründe stehen. Wie wir heute wissen, ist eine solche Formulierung schlicht Unsinn. Sie enthält aber dennoch die Wahrheit, dass Symptome auch Gewohnheiten sind, die aus sich selbst heraus bestehen und symptomspezifisch angegangen werden müssen.

Sehr pointiert unterstreicht den gewohnheitsmäßigen Gebrauch der Witz, dass ein Alkoholiker auf die Frage, warum er denn trinke, antwortet: „Um zu vergessen". Als er gefragt wird: „Was wollen Sie denn vergessen?", antwortet er: „Dass ich trinke."

Hier ist ein Teufelskreis angesprochen. Egal, weswegen ich einmal angefangen habe, zu trinken, zwischenzeitlich hat sich eine Sucht mit körperlicher Abhängigkeit entwickelt. Ich habe vielleicht meinen Arbeitsplatz verloren, meine Familie ruiniert und als Freunde nur noch meine Mittrinker. Diese aversive negative Situation führt dazu, dass ich weiter trinke, um mich gerade damit nicht konfrontieren zu müssen. Eine erfolgreiche Suchttherapie würde beides aufgreifen: In einem ersten Schritt geht es darum, den Suchtzirkel zu unterbrechen und mich zur Abstinenz zu verpflichten. Im nächsten Schritt werden dann die Hintergrundprobleme bearbeitet, die dazu geführt haben, dass ich übermäßigen Alkoholkonsum überhaupt als dauerhaften Lösungsweg in Erwägung gezogen habe.

Generell geht es bei psychologischer Selbsthilfe und natürlich auch bei jeder Form von Psychotherapie darum, neue und bessere Lösungswege für die den Symptomen zugrunde liegenden Problematiken zu finden, und immer auch darum, Symptome direkt als schlechte Gewohnheiten anzugehen, sofern sie ein Eigenleben entwickelt haben und sich quasi auch aus sich selbst heraus ernähren.

12

Wie tickst Du denn? – Persönlichkeitsprobleme erkennen und verstehen

12.1 Wenn alte Muster stark sind – und wie man beginnt, sie zu verändern

Persönlichkeit zeigt sich nicht in einzelnen Momenten, sondern in Wiederholungen. Sie zeigt sich in der Art, wie jemand immer wieder ähnlich reagiert – im Freundeskreis, in der Familie, im Beruf, manchmal sogar in ganz unterschiedlichen Kontexten mit ganz unterschiedlichen Menschen. Was von außen wie der „Charakter" einer Person wirkt, fühlt sich von innen oft eher wie ein Automatismus an. Als gäbe es ein inneres Regelwerk, das in bestimmten Situationen anspringt und zuverlässig eine bekannte Reaktion produziert.

Im therapeutischen Kontext wird hier von Persönlichkeitsmustern oder -stilen gesprochen. Für das grundlegende Verständnis reicht ein einfacheres Modell: Es gibt typische innere Grundüberzeugungen – und typische Schutzreaktionen darauf.

Diese Grundüberzeugungen werden *negative Lebensbotschaften* genannt. Sie entstehen nicht zufällig, sondern aus Erfahrungen. Sie prägen außerdem, wie wir unter Stress reagieren – oft schneller, als wir denken können.

Typische Sätze sind z. B. folgende:

- „Du bist nicht liebenswert."
- „Du darfst keine Fehler machen."
- „Wenn du nicht stark bist, gehst du unter."
- „Allein schaffst du es nicht."

G. Zarbock, *„Hallo, wie geht es mir?"*, https://doi.org/10.1007/978-3-662-72894-9_12

Wenn solche Sätze aktiviert werden, reagiert das System, und zwar meist über die bekannten 4F-Stressreaktionen: *Fight* (Kämpfen), *Flight* (Fliehen/ Vermeiden), *Freeze* (Erstarren) oder *Follow* (Unterwerfen, Beschwichtigen). Diese Reaktionen sind nicht falsch – sie waren einmal als Notfalllösungen zum Überleben sinnvoll. Aber sie sind unflexibel und halten heute meist meine alten Verletzungen und Wunden offen.

Im Folgenden beschreibe ich einige typische Muster. Diese sind nicht als Etiketten zu verstehen, sondern als Spiegel. Vielleicht erkennen Sie sich in einem davon wieder, vielleicht auch nur in einzelnen Aspekten.

Wenn Nähe Angst macht – das vermeidende Muster

Stellen Sie sich eine Frau vor, die zu einem Treffen eingeladen ist. Schon auf dem Weg dorthin beginnt ihr innerer Dialog: „Was, wenn ich nichts Kluges sage? Die anderen merken sofort, dass ich nicht dazugehöre." Im Raum angekommen, lächelt sie, hört zu, wirkt freundlich – und bleibt doch innerlich auf Abstand. Sie überlegt viel, sagt wenig und geht oft mit dem Gefühl nach Hause, wieder nicht wirklich sichtbar gewesen zu sein.

Die negativen Lebensbotschaften lauten häufig:

- „Du bist defizitär."
- „Wenn du sichtbar wirst, wirst du abgewertet."

Was hier reguliert werden muss, sind vor allem *Scham und soziale Angst*. Diese Gefühle gewinnen schnell an Intensität und werden als kaum aushaltbar erlebt. Der Körper geht in eine Alarmhaltung – nicht laut, sondern leise. Typische 4F-Reaktionen sind:

- *Flight:* Rückzug, Vermeidung, Absagen
- *Freeze:* inneres Erstarren, „Blackout", nichts mehr sagen können
- Gelegentlich *Follow:* angepasstes Verhalten, um nicht aufzufallen

Kurzfristig entsteht Erleichterung: Die Situation ist überstanden. Langfristig jedoch verfestigen sich die Einsamkeit und das Gefühl, nie wirklich dazuzugehören. Veränderung beginnt hier selten mit großen Schritten. Sie beginnt oft damit, etwas minimal anders zu machen: Das könnte darin bestehen, einen Satz mehr zu sagen, einen Moment länger zu bleiben, die eigene Scham zu bemerken – und nicht sofort auszuweichen.

Wenn Gefühle explodieren – das instabile Muster

Eine andere Szene: Eine Frau erlebt eine enge, intensive Beziehung. Wenn Nähe da ist, fühlt sie sich lebendig und verbunden. Doch schon kleine Irritationen können alles kippen lassen. Eine verspätete Nachricht, ein unklarer Tonfall – und plötzlich ist da ein starkes Gefühl von Unsicherheit. Gedanken tauchen auf wie: „Ich bin zu viel" oder „Ich werde gleich verlassen".

Die negativen Lebensbotschaften lauten häufig:

- „Du bist nicht richtig."
- „Du bist zu viel."
- „Wenn du nicht aufpasst, wirst du verlassen."

Was hier besonders schwierig ist, ist die *Emotionsregulation.* Gefühle kommen schnell, intensiv und überwältigend. Es gibt kaum Zwischenstufen.

Die 4F-Reaktionen wechseln oft:

- *Fight:* Vorwürfe, Wut, Angriff
- *Flight:* Rückzug, Beziehungsabbruch
- *Freeze:* innere Leere, Dissoziation
- *Follow:* klammerndes Verhalten, Angst, den anderen zu verlieren

Für Außenstehende wirkt das widersprüchlich. Für die betroffene Person fühlt es sich eher wie ein Sturm an, der schwer zu steuern ist.

Der erste Veränderungsschritt liegt hier nicht in der „richtigen Kommunikation", sondern in der Fähigkeit, Gefühle überhaupt etwas länger auszuhalten, einen kleinen Moment zwischen Impuls und Handlung abzuwarten. Ein innerer Satz hierzu wäre z. B.: „Das ist gerade mein altes Verlassenheitsgefühl." Solche Momente mögen vielleicht unscheinbar wirken, aber sie unterbrechen die automatische Reaktion.

Wenn Kontrolle Sicherheit verspricht – das zwanghafte Muster

Ein Mann sitzt spät abends noch am Schreibtisch. Die E-Mail, die er versenden möchte, ist eigentlich fertig – trotzdem liest er sie zum fünften Mal durch. Ein Satz könnte missverständlich sein, ein Komma vielleicht falsch. Er weiß rational, dass es „gut genug" wäre. Aber innerlich fühlt es sich nicht so an.

Die negativen Lebensbotschaften lauten häufig:

- „Du darfst keine Fehler machen."
- „Kontrolle verhindert Chaos."
- „Du musst Leistung bringen, um wertvoll zu sein."

Die zentrale Schwierigkeit liegt weniger im Tun als im *Aushalten von Unsicherheit und Unvollständigkeit.* Gefühle werden oft nicht direkt wahrgenommen, sondern in Gedanken übersetzt – analysiert, durchdacht, kontrolliert. Typische 4F-Reaktionen sind:

- *Freeze:* Erstarren in Perfektionismus und ewigen Wiederholungsschleifen
- *Fight:* kritischer, kontrollierender, misstrauischer Umgang mit anderen
- *Flight:* Aufschieben, wenn keine Kontrolle möglich ist
- *Follow:* Übererfüllung von Regeln und Normen („So muss man das machen")

Kurzfristig entsteht Sicherheit. Langfristig entsteht Enge. Veränderung bedeutet hier paradoxerweise, etwas zuzulassen, was sich zunächst falsch anfühlt: Fehler, Unklarheiten, Mehrdeutigkeiten. Dazu kann es auch gehören, eine E-Mail abzuschicken, auch wenn sie vielleicht nicht perfekt verfasst ist, oder eine Entscheidung zu treffen, obwohl noch letzte Zweifel bestehen. Es geht hierbei nicht darum, dass einem die Aufgabe oder Entscheidung gleichgültig wäre, sondern darum, flexibler zu werden. Flexibilität soll wichtiger werden als Kontrolle.

Wenn Stärke alles ist – das narzisstische Muster

Ein Mann betritt einen Raum und wirkt souverän. Er weiß, was er kann, setzt hohe Maßstäbe und erwartet auch von anderen viel. Doch wenn Kritik kommt, verändert sich etwas. Entweder geht er sofort in Gegenwehr, erklärt, warum die Kritik nicht stimmt, oder er zieht sich zurück und zweifelt plötzlich stark an sich.

Die negativen Lebensbotschaften lauten oft:

- „Wenn du nicht besonders bist, bist du nichts."
- „Schwäche ist beschämend."

Im Kern geht es um eine *instabile Selbstwertregulation*. Der Selbstwert ist vorhanden, aber nicht stabil. Er hängt stark davon ab, wie man gesehen wird. Er scheint nach außen aufgebläht, ist aber im Inneren klein und zerbrechlich – fast wie nach dem Motto „außen hui, innen pfui".

Typische 4F-Reaktionen sind folgende:

- *Fight:* Konkurrenz, Abwertung, Angriff, Dominanz bei Kränkung
- *Flight:* Rückzug, Abbruch von Beziehungen, Aufschieben
- *Freeze:* innerer Einbruch, Scham, depressive Stimmung
- *Follow:* strategische Anpassung, um Anerkennung zu sichern

Was nach außen oft stark wirkt, ist innerlich oft sehr empfindlich.

Veränderung beginnt hier an einem ungewohnten Punkt: bei der Bereitschaft, Kritik oder Kränkung nicht sofort abzuwehren. Wichtig ist es, sich zu fragen: Was genau trifft mich hier so? Und: Ist ein Fehler wirklich gleichbedeutend mit Wertlosigkeit?

Wenn Anpassung Sicherheit bringt – das abhängige Muster

Eine Frau sitzt mit ihrem Partner am Tisch. Er schlägt vor, wie sie das Wochenende verbringen könnten. Sie nickt, es passt schon. Erst später merkt sie, dass sie eigentlich etwas anderes gewollt hätte. Doch in dem Moment war es einfacher, zuzustimmen.

Die negativen Lebensbotschaften lauten häufig:

- „Allein schaffst du es nicht."
- „Andere wissen es besser."
- „Wenn du widersprichst, wirst du verlassen."

Hier liegt die Schwierigkeit in der *Regulation von Autonomie und Trennung.* Eigene Bedürfnisse werden schnell zurückgestellt, weil die Verbindung wichtiger erscheint.

Typische 4F-Reaktionen sind:

- *Follow:* Anpassung, Ja-Sagen, People Pleasing
- *Freeze:* Entscheidungsblockade
- *Flight:* Vermeidung von Konflikten
- Selten *Fight:* dann eher indirekt in der Form passiver Verweigerung oder durch Erkrankung („Es geht nicht anders")

Kurzfristig entsteht Harmonie. Langfristig entsteht Unzufriedenheit – oft leise, manchmal kaum bewusst.

Veränderung beginnt hier nicht mit großen Abgrenzungen, sondern mit kleinen Schritten, z. B. mit einem geäußerten Wunsch: „Ich hätte es gern anders." Was unspektakulär klingt, ist oft ein tiefer Eingriff in ein altes Muster.

12.2 Muster sind keine Identität

Vielleicht haben Sie beim Lesen gedacht: „Das bin ich." Hilfreicher wäre vielleicht eine kleine Verschiebung: „So reagiere ich unter bestimmten Bedingungen." Denn diese Muster sind keine festen Eigenschaften. Sie sind gelernte Strategien, die einmal Sinn ergeben haben. Wenn Sie beginnen, sie zu erkennen, entsteht ein erster Abstand. Wenn Sie diesen Abstand nutzen, können Sie gelegentlich anders reagieren. Und wenn das gelingt, entsteht etwas, das vorher nicht da war: Spielraum.

„Hallo, wie geht es mir?" – Fragen zu bevorzugten Reaktionsmustern

Wenn Sie möchten, bietet sich an dieser Stelle ein kleiner, praktischer Zwischenschritt an: Prüfen Sie für sich einmal konkret, welche Reaktionsmuster bei Ihnen vorherrschen und was Sie eventuell daran ändern könnten – nicht als Verpflichtung, sondern als Orientierung. Hierfür eignen sich folgende Fragen:

- Welche negativen Lebensbotschaft begleitet mich am häufigsten?
- Wie reagiere ich unter Stress eher – mit Angriff, Rückzug, Erstarren oder Anpassung?
- In welcher Situation würde ich gern einmal ein wenig anders reagieren?

Mehr braucht es oft gar nicht für den Anfang. Veränderung entsteht nicht durch Selbstkritik, sondern durch Verstehen und viele kleine Korrekturen im Alltag. Vielleicht entsteht dann mit der Zeit ein anderer Satz: *Ich bin nicht mein Muster. Ich habe ein oder mehrere Muster – und ich kann lernen, damit anders umzugehen.*

Teil II

Und nun? Erkunden, Verstehen, Umsteuern

13

Selbsthilfe – Techniken zur Selbsterfahrung

Im Folgenden sollen im Sinne der psychologischen Hilfe Techniken vorgestellt werden, mit denen man sich selbst bei psychischen oder psychosomatischen Problemen helfen oder auch ganz einfach seine mentale Gesundheit verbessern kann.

Die Techniken, die hier beschrieben werden, sind prinzipiell auch in Psychotherapien einsetzbar, vor allem in Therapieformen, die sich der kognitiv-behavioralen Richtung zurechnen lässt. Einige der Techniken ließen sich sicherlich auch in tiefenpsychologisch fundierten Psychotherapien anwenden, sofern in diesen Therapien eine stärkere explizite Technik- und Übungsorientierung gewünscht ist.

13.1 Den Rahmen für Selbsthilfe schaffen – allein oder im Tandem

Dieses Kapitel kann im Rahmen der *Selbsterfahrung* gelesen und als Anregung genutzt werden, um die eine oder andere Technik auszuprobieren. Möglich wäre es auch, dass man mit einer anderen Person ein sogenanntes *Selbsterfahrungs- oder Selbsthilfetandem* bildet.

Diese Person sollte einem idealerweise nicht zu fern, aber auch nicht zu nah sein. Mit sehr nahstehenden Personen, z. B. dem eigenen Partner oder der eigenen Partnerin, könnte es Probleme geben, wenn man sich zu sehr offenlegt, weil man dann eventuell den Eindruck hat, überhaupt keine privaten Räume mehr zu haben.

Bei sehr entfernten Personen fehlt vielleicht das Vertrauen. Bei diesen wäre es aber, z. B. im Rahmen einer Selbsthilfegruppe, möglich, dass man eine *formale Vereinbarung* über die Selbsthilfe, die Schweigepflicht und den Inhalt/ Rahmen trifft, die beide Tandempartner*innen unterschreiben. Besonders geregelt werden sollten auch Kontaktaufnahmen außerhalb der Tandemarbeit. Nicht jedem ist es vielleicht angenehm, wenn er oder sie damit rechnen muss, jederzeit in Krisensituationen kontaktiert zu werden. Im Rahmen eines solchen Selbsthilfe könnte man auch versuchen, dieses Buch im Tandem durchzuarbeiten.

Wie handle ich bei einem psychischen Notfall?

Hier sei noch einmal darauf hingewiesen, dass für psychische Notfälle jedes psychiatrische Krankenhaus zur Verfügung steht. In den psychiatrischen Krankenhäusern sind die Notfallstationen 24 h an jedem Tag des Jahres besetzt. Bei akuter Suizidalität oder Halluzinationen oder massiven Angstzuständen mit extremer körperlicher Symptomatik kann man hier Hilfe finden. Ist man selbst nicht mehr steuerungsfähig und vollkommen außer sich, ist jederzeit der Notruf unter der Nummer 112 zu erreichen, der dann eine Überweisung in das nächstgelegene psychiatrische Krankenhaus veranlasst.

Unter der Telefonnummer 116117 bieten die Kassenärztlichen Vereinigungen zudem eine Terminvermittlung bei Psychotherapeut*innen, psychotherapeutisch tätigen Ärzten/Ärztinnen oder Psychiater*innen an. Der Termin sollte dann spätestens nach vier Wochen stattfinden, bei Akutbehandlungen nach zwei Wochen. In diesen sogenannten Sprechstunden wird eine Diagnose gestellt, der Zustand im Ganzen eingeschätzt, und es werden erste Hinweise dazu gegeben, was die Patient*innen im weiteren Verlauf zur Verbesserung ihres Zustands tun können.

Eignet sich Selbsthilfe als Therapiebegleitung?

Selbsterfahrung, die Neugier auf sich selbst und das Ausprobieren neuer Wege des Fühlens, Denkens und Verhaltens sind immer möglich. Selbsthilfe bei deutlichen Störungen ist immer dann angezeigt und möglich, wenn es nicht „lichterloh brennt" und wenn man seine Zustände schon einen längeren Zeitraum hat und vielleicht sogar schon einmal eine Psychotherapie versucht hat. Selbsthilfe kann auch helfen, den Zeitraum bis zum Start einer ambulanten

Psychotherapie oder dem Beginn einer stationären Therapie in einem Krankenhaus oder einer Rehabilitationseinrichtung zu überbrücken.

Auch nach Ende einer ambulanten oder stationären Therapie kann Selbsthilfe dazu dienen, die in der Therapie erzielten Ergebnisse zu stabilisieren oder sogar weiter auszubauen. Selbsthilfe kann auch während einer Therapie helfen, die Therapie zu unterstützen. Allerdings ist darauf zu achten, dass die Selbsthilfe den therapeutischen Prozess nicht beeinträchtigt. In diesem Fall ist es besser, den Therapeuten/die Therapeutin selbst um Aufgaben oder Hinweise zu bitten, was man in der Zeit zwischen den Therapiestunden zu Hause für sich tun kann. In kognitiven Verhaltenstherapien bekommen Patient*innen zumeist Aufgaben für zu Hause mit, sodass in der Regel keine zusätzliche Selbsthilfe notwendig ist.

13.2 Achtsamkeit – heilsames Nichtstun

Achtsamkeit kommt aus der asiatischen Meditationstradition und ist eine sehr hilfreiche Grundhaltung. Man kann unter Achtsamkeit verstehen, dass man seine Aufmerksamkeit auf den gegenwärtigen Moment richtet und versucht, möglichst alle Bewertungen und alle vorschnellen Handlungsimpulse zu unterlassen. Achtsamkeit ist also die bewusste Hinwendung auf das, was gerade ist, auch wenn es unangenehm, schmerzlich oder sonst irgendwie ängstigend sein sollte.

Insofern geht die Grundidee der Achtsamkeit sehr gut mit der Idee der Erlebniskonfrontation („experiential confrontation") einher, die als Weg zur Überwindung der Erfahrungsvermeidung („experiential avoidance") gilt (s. Abschn. 11.1).

Achtsamkeitsübungen

Achtsamkeit muss man natürlich üben. Am besten übt man sie im Sitzen, möglichst mit aufgerichtetem Rücken. Ob ich nun die Beine im Schneidersitz, Lotussitz oder halben Lotussitz halte, ist dabei nicht so entscheidend. Die Hände kann ich mit den Handflächen nach oben weisend oder leicht verschränkt in den Schoß legen oder so aufeinander positionieren, dass die Hände eine Schale bilden und sich die Daumen berühren. Nun richte ich die Aufmerksamkeit auf das Kommen und Gehen der Atmung, wobei ich am Anfang die Atemzüge beim Ausatmen zähle – jeweils von 1 bis 10 – und dann wieder von vorne anfange. Einerseits beruhigt der Fokus auf die Atmung, wenn ich mich bemühe, etwas länger aus- als einzuatmen. Andererseits treten durch das Zählen andere Gedanken in den Hintergrund oder verschwinden manchmal sogar ganz.

Diese einfache Übung kann man beginnend mit 5 min auf bis zu 25 oder 30 min ausdehnen. Das Ganze ist schwieriger als gedacht. Sie werden oft feststellen, dass sich Gedanken aufdrängen und Sie dadurch beim Zählen durcheinanderkommen können. In solchen Fällen fängt man einfach wieder von vorne an mit 1.

Der Moment der Achtsamkeit besteht dann darin, das Abschweifen der Gedanken zu registrieren und diese nicht weiter zu beachten, sondern den Fokus auf der Atmung zu belassen. Sind die Gedanken sehr hartnäckig, kann ich sie einfach etikettieren, z. B. als „Störgedanken". Wenn die Gedanken klare Inhalte haben, kann ich sie auch als „Angstgedanken", „Sorgen" oder „Trauergedanken" bezeichnen. Ich versuche dann, wieder zum Zählen und Spüren des Atems zurückzukommen. Wichtig ist es auch, die Aufmerksamkeit bewusst in Hände und Füße zu lenken und dieses Spüren der Hände und Füße im Bewusstseinsraum präsent zu haben.

Dieses einfache Achtsamkeitstraining wird effektiver, wenn ich mir jeden Tag eine bestimmte Zeit dafür vornehme. Nach und nach werde ich feststellen, dass meine Fähigkeit, den Atem zu zählen, besser wird. Ich kann jeweils 10 Atemzüge zählen und die nächsten 10 anschließen. Diese 10er-Blocks reihen sich dann wie Perlen auf eine Kette auf.

Eine weiter fortgeschrittene Übung bestünde darin, auf das innere Zählen zu verzichten und mit der Aufmerksamkeit nur beim Atem zu bleiben. Ich begleite jeden Atemzug mit Aufmerksamkeit und lasse die hierbei herrschende innere Stille zu. Die meisten von uns werden feststellen, dass dies zunächst nur sehr schwer gelingt. Der erste kleine Schritt ist, dass ich meinen Gedanken, die auftauchen, nicht nachhänge und sie nicht weiter verfolge. Dies verhindert, dass sich assoziative Gedankenketten bilden. Stattdessen lasse ich die Gedanken auftauchen und dann wieder ziehen wie Blätter auf einem Fluss, die an einem vorbeitreiben. Dann wende ich mich wieder der Atmung zu.

Ein schon sehr fortgeschrittener Zustand ist erreicht, wenn es gelingt, über mehrere Minuten echte Gedankenstille zu erleben. Man sitzt am Anfang hochkonzentriert, entspannt und innerlich schweigend da, hat aber das Gefühl, als müsse man z. B. mit einem Stock einen Teller balancieren. In Bezug auf die Funktion des Gehirns ist dies sehr gut nachzuvollziehen: Eine innere Stille ist im Gehirn mit einer spezifischen Hirnaktivität verbunden, und zwar mit einer Hemmung sowohl des Sprachzentrums als auch der sekundären und tertiären Assoziationsfelder, also derjenigen neuronalen Felder, in denen unser Wissen und unsere persönlichen Erfahrungen abgespeichert sind. Das erlebte Schweigen im Bewusstseinsinnenraum ist also das Resultat einer sehr speziellen Hirnaktivierung, die man erst erlernen muss.

Auch wenn man nicht bis zu diesem Zustand der inneren Stille kommen sollte, gelingt es fast jedem, Gedanken zu erkennen, diese loszulassen und zurück zum Zählen des Atems zu kommen.

Gegenübung

Es gibt eine ergänzende Gegenübung, bei der wir unseren Sorgen und Gedanken bewusst freien Lauf lassen und sie einladen, zu uns zu kommen. Das Ganze nennt sich Sorgenexposition. Die Sorgenexposition wird noch effektiver, wenn ich sie auch verschriftliche.

Hierfür stelle ich mir zunächst einen Timer für 10 min und lade dann alle Sorgen ein, zu mir zu kommen. Vielleicht mit folgenden Fragen: „Was befürchte ich am meisten?“, „Was wäre das Schlimmste, was passieren könnte?“, „Welche Katastrophen dürften auf keinen Fall passieren?“ Die auftauchenden Gedanken kann ich einfach nur aufmerken registrieren oder aber aufschreiben. Dafür sollten ein Notizblock und ein Stift bereitliegen. Ich registriere, notiere und nummeriere die Sorgen gegebenenfalls durch, bis der Timer nach 10 min Zeit klingelt. Dann kann ich eine kleine Pause eingelegen. Falls ich möchte, lese ich mir meine Sorgen, die ich aufgeschrieben habe, noch einmal durch.

Diesen Sorgenzettel hebe ich mir für die nächste Woche auf und kann nach einer Woche hinter jeder Sorge vermerken, ob und wie stark sie eingetreten ist. Selbst für den Fall, dass die Sorge sich als realistisch herausgestellt haben sollte und das befürchtete Ereignis eingetreten ist, kann ich mich noch fragen: „Wie schlimm war es wirklich? War ich in der Lage, damit umzugehen?“ Oder zugespitzt ausgedrückt: „Habe ich das Ereignis ‚überlebt‘?“

Viele Selbsthilfeansätze begnügen sich mit der Unterscheidung von Sorgen- und konzentrativen Achtsamkeitszeiten: In der Sorgenzeit lasse ich meinen Sorgen freien Lauf, in der Achtsamkeitszeit hingegen versuche ich, meine Aufmerksamkeit auf das Zählen der Atmung zu richten und die Sorgen außen vor zu lassen.

Wenn Ihnen die Umsetzung dieser Übungen – egal in welcher Ausführungsform – gelingt, ist das, was Sie tuen, schon relativ nah an einer Therapie. Die hier vorgestellten Übungen lassen sich beliebig weiterentwickeln und sind das Tor für psychotherapeutische Aktivitäten oder aber für vertiefte Selbsthilfe.

13.3 Meine Lebenslinie – die eigene Biografie als Leitfaden

Die Lebenslinie ist eine Art der Arbeit mit der eigenen Biografie. Ich besorge mir ein Stück Band, das ca. 3 bis 5 m lang ist, und sammle ungefähr 10 bis 20 Steine und 10 bis 20 Blumen. Die Blumen können auch gerne aus Filz oder selbst angefertigt sein, indem Sie diese auf Papier malen oder mit buntem Papier aufkleben. Hier sind der Fantasie keine Grenzen gesetzt.

Ich suche mir dann ein Stuhlbein oder eine Stelle im Raum, an der ich das Ende der Schnur befestigen kann. Hierbei lasse ich noch 10 oder 15 cm nach hinten Platz, um den Start, der dann die Schwangerschaft symbolisieren soll, anzuzeigen. Ich wickele die Schnur so lang aus, bis ich das Gefühl habe, dass die Länge in etwa meinem Lebensalter entspricht. Ich könnte z. B. pro Lebensjahr 5 bis 10 cm nehmen. Bei jüngeren Menschen bieten sich 10 cm an, bei über 40-Jährigen eher 5 cm, damit eine Schnur von 5 m ausreicht. Das Ende der Schnur wird durch mein jetziges Lebensalter gebildet, ich lasse aber noch einen Rest der Schnur übrig, da das Leben ja noch weitergeht. Es wäre natürlich sinnvoll, noch einige Meter mehr auf der Rolle belassen, wenn Sie auf abergläubische Symbolik Wert legen und den Wunsch auf ein langes Leben symbolisieren wollen.

Ich stelle mich dann an die Stelle im Raum, an der die Schnur fast beginnt und lege dort die Blume hin, die meine Geburt repräsentiert, und sage den Satz: „Schön, dass Du da bist." Dann trete ich zurück und prüfe, was ich über die Schwangerschaft weiß: „Gibt es da auch schon Blumen, weil meine Eltern sich gefreut haben? Oder gibt es dort Steine, weil ich vielleicht unerwünscht war oder es in der Schwangerschaft große Krisen gab (z. B. mein Vater die Mutter schon in der Schwangerschaft verlassen hat)?"

Ich lege auf die eine Seite der Schnur die Blumen für die positiven und kraftgebenden Ereignisse und auf die andere Seite der Schnur die Steine für die beschwerlichen und negativen Ereignisse. Nun gehe ich in kleinen Schritten mein Leben durch und überlege mir, welche Steine und welche Blumen ich legen möchte und was diese repräsentieren. Ich habe vielleicht ein Klemmbrett und einen Block dabei, zeichne die gelegte Lebenslinie auf und schreibe auch auf, wofür was steht. Manchmal bedarf es auch eines zweiten und dritten Blickes sowie einiger Veränderungen von Steinen oder Blumen, bis ich zufrieden bin.

Aus diesem Vorgehen wird deutlich, dass das Ganze auch sehr gut im Selbsthilfetandem durchzuführen ist. Der/die Tandempartner oder -partnerin würde dann die Rolle des Selbsthilfe-Coaches übernehmen, die Lebenslinie aufzeichnen oder abfotografieren und fragen, was die Blumen und Steine an welcher Stelle bedeuten.

Klar ist, dass nicht alle negativen Ereignisse Steine und nicht alle positiven Ereignisse Blumen bekommen können. Sinnvoll ist eine Beschränkung auf die 10 bis maximal 20 wichtigsten Ereignisse im Leben. Am Ende schaue ich noch einmal auf die Linie, mache vielleicht ein Foto mit meinem Smartphone und setze mich hin und spüre in mich hinein, wie es mir geht. Wie fühlt sich der Körper jetzt an? Welche Emotionen tauchen auf? Ist da Stolz oder Traurigkeit, Scham oder Angst oder gar Verbitterung? Achtsam beobachte ich, welche Emotion da ist, und notiere diese Emotion gegebenenfalls auf dem Protokollblatt mit der Lebenslinie.

Nach dieser Übung wird eine kleine Pause eingelegt, wobei die Lebenslinie gleich nochmals zur Ermittlung der Lebensbotschaften genutzt wird (s. Abschn. 13.5).

13.4 Meine wichtigen Bezugspersonen

Es gibt die zugespitzte Aussage, dass ich als Persönlichkeit die Summe der fünf wichtigsten Beziehungen bin, die ich hatte und auch noch habe. Das bedeutet, dass die Art und Weise, wie ich heute bin, wie ich mich erlebe, aber auch wie ich auf andere zugehe, wesentlich dadurch geprägt ist, welche Beziehungserfahrungen ich mit anderen Menschen gemacht habe, und zwar insbesondere mit den Menschen, mit denen ich viel Zeit verbracht habe und gegebenenfalls noch verbringe.

Hierzu gehören oft die Eltern, aber für viele Menschen werden auch Geschwister, enge Freunde/Freundinnen, Großeltern oder Trainer*innen, Lehrer*innen und andere Autoritäten eine Rolle spielen. In manchen Fällen sind auch Idole, z. B. bekannte Fußballspieler*innen oder Musiker*innen oder ganze Bands von Bedeutung, wenn sie entweder als Vorbild dienten oder wenn man als Fan in einer Gruppe von Gleichgesinnten hier eine Heimat und auch Freunde/Freundinnen finden konnte.

Um sich die für Sie wichtigen Bezugspersonen in Ihrem Leben zu vergegenwärtigen, können Sie eine Tabelle mit drei Spalten entwerfen. Die erste Spalte erhält die Überschrift „Bezugspersonen", die zweite „Erfahrungen damals" und in der dritte „Wirkung heute". Im Anhang dieses Buches finden Sie hierzu eine Vorlage (s. Arbeitsblatt 3).

In einem ersten Schritt überlegen Sie bitte: „Wer gehört zu meinen wichtigsten Bezugspersonen?" Hier bietet es sich an, etwa fünf auszuwählen. Sollte dies nicht ausreichen, können Sie die Liste natürlich erweitern. Auf jeden Fall sollten Sie Ihre leiblichen Eltern inkludieren, aber vielleicht gibt es noch andere Personen wie Geschwister oder bei Patchworkfamilien Stiefmutter oder -vater usw., die nicht fehlen dürfen.

Schreiben Sie bitte in der zweiten Spalte auf, welche Erfahrungen Sie damals mit diesen Bezugspersonen gemacht haben:

- „Welche Erfahrungen habe ich mit diesen Personen gemacht?"
- „Wie haben mich diese Personen unterstützt, geschützt und gefördert?"
- „Was hat mich eingeschränkt, behindert, verletzt oder traurig gemacht?"

In der dritten Spalte fragen Sie sich dann, wie sich diese Erfahrungen heute noch auswirken:

- „In welchen Situationen und bei welchen Menschen tauchen diese Themen heute noch auf?"
- „Kann ich heute entweder mit den gleichen Bezugspersonen oder mit anderen dieselben positiven förderlichen Erfahrungen wiederholen?"
- „Haben die positiven Erfahrungen mit meinen wichtigen Bezugspersonen als Modell/Orientierung gedient? Gelingt es mir, heute ähnliche positive Beziehungsqualitäten zu finden?"
- „Wo wiederhole ich eventuell heute enttäuschende, einschränkende, mich verletzende Erfahrungen? Mit welchen Personen?"

Das Beispiel in Tab. 13.1 zeigt, wie die Tabelle ausgefüllt werden kann. Die Angaben sind bewusst knapp gehalten, damit die Struktur gut erkennbar bleibt.

Es geht also darum, sich die Bedeutsamkeit und Auswirkungen früherer Beziehungen zu unseren wichtigsten Bezugspersonen bewusst zu machen und dann auch zutreffende Worte dafür zu finden. Dies sind immerhin schon zwei Schritte (Erkennen und Benennen) zur Veränderung.

Tab. 13.1 Beispiele für Bezugspersonen

Bezugsperson	Erfahrungen damals	Wirkung heute
Mutter	Liebevoll und zugewandt, aber oft überfordert und emotional wechselhaft	Ich kann Nähe gut herstellen, habe aber Angst, anderen zur Last zu fallen und reagiere sensibel auf Stimmungen
Vater	Leistungsorientiert, kritisch, wenig Lob, wenig emotionale Nähe	Hoher innerer Druck, empfindlich bei Kritik, Selbstwert stark leistungsbezogen
Schwester	Dominant, wenig Raum für eigene Bedürfnisse	Passe mich oft an, Schwierigkeiten, eigene Grenzen klar zu sehen und zu schützen

Wenn man ein Loch im Boden erkennt, in das man immer wieder hineinstolpert, und es auch als gefährliches Loch im Straßenbelag benennt, dürfte es in Zukunft doch ein kleines bisschen schwerer sein, dort wieder zu stolpern oder sogar hinzufallen. Sollte das dennoch erneut passieren, wird man sich bei jedem Mal erinnern: „Ach ja, da war ja dieses schlimme Loch mitten in der Straße, in das ich schon ein paarmal hineingestolpert bin." Mit Chance beginnt man beim fünften oder sechsten Mal, um das Loch einen Bogen zu machen, und tritt nicht mehr hinein oder kann sich, um das Beispiel noch weiterzuführen, wenigstens, ohne auch noch hinzustürzen, wieder fangen.

13.5 Meine negativen und positiven Lebensbotschaften

Im Konzept der Lebensbotschaften wird davon ausgegangen, dass wir aus unseren persönlichen Erfahrungen Lebensbotschaften ableiten, die uns gegebenenfalls unser Leben lang sowohl zum Schlechten als auch zum Guten begleiten. Diese sind oft nicht nur auf Erfahrungen, sondern insbesondere auf direkte positive oder negative Einflüsse wichtiger Bezugspersonen zurückzuführen.

Lebensbotschaften können auch mit den Grundannahmen verglichen werden. Die Lebensbotschaften haben aus meiner Sicht den Vorteil, dass sie dialogisch sind und als Du-Botschaften formuliert werden können. Dies hat in einem weiteren Schritt den Vorteil, dass man negative Botschaften einfacher entkräften oder bekämpfen kann. Schon das dreijährige Kind kann auf die Aufforderung „Du sollst Dich jetzt anziehen" mit einem kräftigen „Nein, will ich nicht" oder auf die Beleidigung seines Geschwisters „Du bist doof" mit: „Bin ich nicht. Selber doof" reagieren. Daher scheint das Konzept der Lebensbotschaften besonders hilfreich zu sein, wenn wir negative Einflüsse unserer bisherigen Lebenserfahrungen so beschreiben wollen, dass wir sie klar erkennen, benennen und auch im selbsthilfe- oder therapeutischen Dialog zum Positiven verändern können.

Lebensbotschaften werden z. B. aus Lebenssituationen extrahiert, also herausgezogen. Ein Geschwister, das immer zum Wochenende mitgenommen wird, da die Familie die Ballettvorstellung der älteren Schwester regelmäßig und mit viel Begeisterung der Eltern besucht, wird daraus vielleicht die Lebensbotschaft extrahieren: „Du bist weniger wichtig als die Schwester." Und vielleicht generalisiert es diese sogar: „Du bist weniger wichtig als andere", „Du bist eher uninteressant."

Oft aber hören Kinder auch direkte negative Botschaften wie: „Du taugst nichts. Aus Dir wird nie was." In dem einleitenden Kapitel wurde bereits erzählt, dass ein Patient von seinem Vater hören musste: „Brot kann schimmeln, was kannst Du?"

Dies ist eine besonders wirksame negative Lebensbotschaft, da sie indirekt erfolgt und man sich ganz schwer gegen sie wehren kann. Sie ist sozusagen eine Rakete, die erst im Ziel explodiert und vorher kaum abzufangen ist. Die Lebensbotschaft „Du bist ein Nichtsnutz und taugst nichts" kommt ja wie ein Sprichwort daher, das zuerst eine Aussage über das Brot macht.

Noch perfider war die Aussage eines Vaters, der seine Tochter regelmäßig sexuell missbraucht und der Tochter gegenüber dann geäußert hat: „Ich ekle mich nicht vor Dir." Hier können wir fast von einer suggestiv-hypnotischen Kommunikation sprechen, und es bedurfte in der Therapie umfangreicher Arbeit und Diskussion, um klarzumachen, wie viele Grenzen in dieser Botschaft verletzt und vertauscht waren und dass neben der Erfahrung der Vergewaltigung und der Schutzlosigkeit eine solche Botschaft oft auch eine erhebliche Störung der Realitätsprüfung und der Wirklichkeitswahrnehmung verursachen kann.

Lebensbotschaften und die Lebenslinie

Wir gehen nun zurück zur Lebenslinie und sammeln positive und negative Lebensbotschaften. Wir beginnen mit den negativen Lebensbotschaften.

Wir stellen uns auf die Seite der Steine, überlegen noch einmal kurz, wofür diese Steine stehen (oder lassen uns in der Tandemselbsthilfe dazu befragen). Dann formulieren wir diejenige Lebensbotschaft, die entweder direkt von den beteiligten (Bezugs-)Personen gesagt wurde oder die man aus der Situation heraus ableiten kann.

Wir formulieren die Lebensbotschaft – wenn möglich – als Du-Botschaft, da sie dann in einem späteren Schritt besser zu konfrontieren ist. Sollte man aber das Gefühl haben, dass eine andere Formulierung stimmiger sei, belassen wir es bei dieser Formulierung. „Brot kann schimmeln, was kannst Du?", diese Formulierung habe ich nicht umformuliert, sondern wortwörtlich als negative Lebensbotschaft zum Gegenstand therapeutischer Arbeit gemacht.

Typische negative Lebensbotschaften könnten folgende sein:

- „Du bist hilflos und ausgeliefert."
- „Du bist unattraktiv."
- „Niemand kann Dich wirklich lieben."

- „Du bist eine Versagerin."
- „Du kannst anderen Menschen nicht trauen."
- „Du wirst sowieso ausgeschlossen und abgeschoben."
- „Dich wird man eh wieder verlassen."
- „Du wirst scheitern."
- „Du bist immer das fünfte Rad am Wagen."
- „Du bist nicht wichtig."
- „Du bist eine Zumutung und Ballast."
- „Du bist überflüssig."
- „Du musst hart kämpfen, damit Du Deine Berechtigung hast."
- „Nur, wenn Du viel für andere tust, bist Du okay."
- „Du zählst nur, wenn Du was leistest."
- „Du musst Dich für andere aufopfern."
- „Du musst Dich mit Deinen Bedürfnissen hintenanstellen."
- „Die Wünsche anderer zählen immer mehr."

Im ersten Schritt der Übung geht es also darum, erst einmal alle möglichen Lebensbotschaften zu formulieren. Für viele Menschen kann es erschreckend sein, wenn sie diese negativen Botschaften erstmals schwarz auf weiß aufgeschrieben sehen und vielleicht auch aussprechen oder sich selbst laut vorlesen oder vom Tandempartner vorgelesen bekommen. Es ist dann oft sehr schmerzlich und traurig, fühlen zu können, wie stark das bisherige Leben durch diese negativen Botschaften beeinflusst, eingeschränkt und geschädigt wurde.

Den negativen Lebensbotschaften stehen die positiven gegenüber. Wir können uns entweder am Ende der Linie von der Stein- auf die Blumenseite stellen oder wir springen immer abwechselnd von den negativen zu den positiven Lebensbotschaften.

Die positiven Lebensbotschaften beginnen wir mit der Blume der Geburt und der hier von mir als Psychotherapeut an Sie gegebenen Lebensbotschaft: „Schön, dass Du da bist! Herzlich willkommen auf dieser Welt!"

Weitere positive Lebensbotschaften können z. B. sein:

- „Du bist gewollt."
- „Du hast Schweres durchstehen können."
- „Du hast jemanden gefunden, der Dich wirklich mag."
- „Du kannst Freude und Glück erleben."
- „Es gibt Dinge, die Du wirklich gut kannst."
- „Du findest Menschen, die Dir helfen."
- „Du kannst anderen Menschen helfen."

- „Du hast viel für andere geleistet und getan."
- „Du bist hilfsbereit und fair."
- „Du hast einen starken Gerechtigkeitssinn und setzt Dich für Schwächere ein."
- „Du hast viel durchgestanden und nie aufgegeben."
- „Du hast eine Kraft in Dir, die Dir hilft, zu leben und zu überleben."
- „Du bist für andere Menschen wichtig."
- „Du kannst gut zuhören."
- „Du kannst Dich anstrengen und ein Ziel erreichen."

Hier kommt es darauf an, dass die positiven Lebensbotschaften dem Kern der Person eine positive Eigenschaft/ein positives Vermögen zuschreiben und dass sie das so tun, dass die Zukunft in positiver Weise aufgeschlossen wird. Vielleicht so ein bisschen in dem Sinne von des ehemaligen US-Präsidenten Barack Obama: „Yes, we can", also: „Ja, wir können es", oder im Sinne von: „Du kannst es schaffen" oder: „Da ist eine Kraft in Dir, auf die Du vertrauen kannst."

13.6 Was ich alles geschafft habe – eine Ressource, die viele übersehen

Vielleicht haben Sie beim Lesen der letzten Kapitel gemerkt: Es gibt im eigenen Leben Dinge, die schmerzen, die schwer waren und die einen geprägt haben. Setzen wir uns damit eingehender auseinander, passiert leicht etwas Typisches: Wir schauen auf die Steine im Lebensrucksack und vergessen, dass wir diesen Rucksack die ganze Zeit *getragen* haben. Dieses Kapitel ist eine Gegenbewegung – nicht weg vom Schmerz, sondern hin zu einer Wahrheit, die genauso real ist: *Dass Sie überlebt haben, ist bereits eine Leistung.* Und dass Sie sich jetzt Ihrem Leiden stellen, ist eine zweite.

In der Psychologie nennt man das „Resilienz" (Widerstandsfähigkeit). Hierbei handelt es sich nicht um eine angeborene Superkraft, sondern einen Prozess: Resilienz ist die Fähigkeit, sich trotz Belastung immer wieder anzupassen und weiterzugehen. Eine der überraschendsten Erkenntnisse aus der Resilienzforschung lautet, dass Resilienz oft keine seltene Heldentat, sondern „ordinary magic" (gewöhnliche Magie) ist. Das heißt, sie ist etwas erstaunlich Menschliches und Alltägliches und begleitet uns fortwährend. Nicht: „Ich bin unverwundbar", sondern: *„Ich habe Wege gefunden."*

Daraus lassen sich zwei (oft unbemerkte) Stärken ableiten:

Stärke 1: Ich habe ausgehalten

Es gibt ein Aushalten, das man später kaum noch würdigt, weil es so lange normal war. Kinder, die in unsicheren Familien groß werden, entwickeln oft Strategien, um etwas auszuhalten: Sie kämpfen, sind aggressiv (Fight), Vermeiden und Flüchten (Flight), werden apathisch und schalten ab (Freeze), unterwerfen sich oder schmeicheln sich bei Stärkeren ein (Follow).

Diese Strategien sehen im Erwachsenenleben oft wie „Problemverhalten" aus, da sie zu intensiv, zu unflexibel und zu oft angewandt werden. In der damaligen Situation waren sie oft *Lösungen*, und zwar die einzig möglichen, um irgendwie zu überleben.

Das ist biografisch-systemische Verhaltenstherapie in Reinform: Die Frage lautet nicht zuerst „Was stimmt nicht mit mir?", sondern *„ Was habe ich getan, um mich zu schützen?"* Und wenn Ihre Geschichte hart war, dann ist das „Überlebthaben" nicht banal. Es ist Ihre biografische Leistung.

Stärke 2: Ich bin jetzt hier – und schaue hin

Die zweite Stärke ist leiser, aber oft mutiger: der Mut zur *Selbsterfahrung*.

Es gibt Menschen, die laufen ihr Leben lang vor dem eigenen Inneren weg. Sie lenken sich ab, sie funktionieren, sie betäuben sich. Sie tun so, als wäre alles halb so schlimm.

Daneben gibt es Menschen, die irgendwann sagen: „Ich will verstehen", „Ich will nicht nur überleben", „Ich will freier werden." Wenn Sie dieses Buch lesen und wirklich anwenden, dann tun Sie genau das. Das lässt sich auch so ausdrücken: *Sie wechseln vom reinen Schutz- in den Entwicklungsmodus.* Und das ist nicht selbstverständlich.

13.7 Wie ein Kleinkind laufen lernt – warum Entwicklung wackelig sein darf

Wenn ein Kleinkind laufen lernt, läuft es nicht „einfach los". Erst kommt das Kopfheben, dann das Hochstemmen des Oberkörpers, dann das Krabbeln, dann das Hochziehen am Tisch, dann die ersten Schritte an der Hand, dann frei. Fällt es hin, zieht es sich wieder hoch. Niemand sagt: „Oh Gott, das Kind ist wieder hingefallen, das wird nie was." Man sagt: „Das gehört dazu."

Vielleicht dürfen Sie das als Bild nehmen:

- *Kopfheben* = Ich sehe besser, was los ist.
- *Hochstemmen* = Ich bleibe nicht unten liegen.
- *Krabbeln* = Ich will da um jeden Preis weg.
- *Hochziehen* = Ich finde Halt (z. B. durch einen Menschen, ein Buch, eine Idee).
- *An der Hand gehen* = Ich probiere Neues in Begleitung.
- *Frei laufen* = Ich mache meine Schritte jetzt allein.
- *Hinfallen* = Rückfall, Stress – nicht immer habe ich die Kraft.
- *Aufstehen* = Meisterung. Nicht perfekt, aber echt.

Die entscheidende Kompetenz besteht nicht darin, nie hinzufallen. Die entscheidende Kompetenz ist das Wiederhochkommen.

Drei Fallbeispiele

Nina: Missbrauch, Freeze und trotzdem ein Leben bauen

Nina wächst mit einem Geheimnis auf, das sie als Kind nicht benennen kann. Ein naher Angehöriger missbraucht sie wiederholt sexuell. Sie erstarrt, sie dissoziiert, sie ist da und doch ganz woanders. Sie lernt: „Wenn ich innerlich weg bin, überlebe ich." In der Schule ist sie „unauffällig". Zu Hause ist sie „brav". Innen ist sie oft nicht da.

Mit 17 Jahren schafft sie gerade so den Abschluss. Nicht glänzend – aber geschafft. Das zählt. Mit 19 Jahren zieht sie in eine eigene kleine Wohnung. Das zählt noch mehr. Mit 22 Jahren beginnt sie eine Ausbildung. Sie bricht fast ab. Sie bleibt trotzdem.

Mit 26 Jahren hat sie zum ersten Mal ein Hobby, das nicht „nützlich" ist: Sie malt. Einfach so. Nina sagt in der Therapie irgendwann einen Satz, der alles dreht: „Ich war Opfer, aber ich will nicht Täter werden – nicht an mir und nicht an anderen." Das ist eine Meisterung, die man kaum überschätzen kann. Sie hat nicht nur überlebt. Sie hat verhindert, dass das Leid sich weitervererbt.

Yusuf: Gewalt in der Herkunftsfamilie, Fight und der Schritt zur Selbstkontrolle

Yusuf wächst in einem Klima auf, in dem Lautstärke Macht ist. Wer schreit, gewinnt. Wer zuschlägt, bekommt Ruhe. Als Kind hat er keine Chance. Als

Jugendlicher merkt er: Jetzt hätte er Kraft. Und genau da wird es kritisch. Viele würden den Staffelstab weiterreichen: Opfer wird Täter.

Yusuf entscheidet sich anders – nicht sofort, nicht perfekt, aber bewusst. Er macht Kampfsport, um Energie zu kanalisieren. Nimmt an Wettkämpfen teil, bei denen es ums Gewinnen geht – hart, aber fair – und man sich hinterher die Hand reicht. Er sucht sich Trainer und Ausbilder, die klare Regeln haben und nicht im Rotlichtmilieu leben und arbeiten.

Er schafft den Schulabschluss über Umwege. Er beginnt eine Berufsausbildung, weil er merkt: Struktur von außen hilft ihm, innere Struktur zu entwickeln. Sein Mut zeigt sich nicht darin, dass er nie wütend ist, sondern darin, dass er lernt, *nicht automatisch* auszurasten. Das ist Selbstwertentwicklung: „Ich bin nicht mein Impuls. Ich habe die Wahl und sitze am Steuer.“

Clara: Depression, Follow und der stille Erfolg, nicht aufzugeben

Clara hat jahrelang funktioniert. Sie hat ihr Studium geschafft, anschließend einen Job gefunden. Sie ist fast immer nett und verlässlich. Innen trägt sie eine alte Botschaft: „Du darfst nicht zur Last fallen.“

Als sie in eine Depression rutscht, schämt sie sich. Denn Depression fühlt sich an wie Versagen. Sie schafft in dieser Phase Dinge, die von außen klein wirken, aber innen groß sind: Sie geht zum Hausarzt, obwohl sie sich dafür schämt. Sie sagt einer Freundin die Wahrheit: „Ich schaffe es nicht mehr allein.“ Sie nimmt Hilfe an. Sie lernt, morgens nicht liegen zu bleiben und auf „Motivation“ zu erwarten, sondern kleine Schritte zu machen.

Und irgendwann kommt ein Punkt, an dem sie sagt: „Ich will nicht nur überleben. Ich will wieder leben lernen.“ Das ist posttraumatisches Wachstum im besten Sinn: nicht als Zuckerguss auf Schmerz, sondern als Veränderung *durch* Auseinandersetzung.

Verfassen Sie eine Lobrede auf sich selbst

Viele Menschen können Lob an andere verteilen, aber nicht an sich selbst. Daher kann es hilfreich sein, eine Lobrede auf sich selbst zu verfassen. Im Anhang finden Sie hierzu eine Vorlage mit Beispielformulierungen (s. Arbeitsblatt 4).

Nutzen Sie das obige Raster, um folgende Fragen zu beantworten:

1. *Kopf heben:* Wann habe ich gesehen, was wirklich los war?
2. *Hochstemmen:* Wann war mir klar, da will ich nicht bleiben?

3. *Krabbeln:* Was habe ich geschafft, obwohl es schwer war?
4. *Hochziehen:* Woran habe ich mich festgehalten?
5. *An der Hand gehen:* Wo habe ich Hilfe angenommen?
6. *Frei laufen:* Wo war ich schon einmal stärker, als ich dachte?
7. *Hinfallen und aufstehen:* Was war mein Wiederaufstehen?
8. *Schlusssatz:* Beenden Sie die Lobrede mit einem Satz, den Sie später immer wieder lesen können.

Die Antworten können Sie notieren oder sich innerlich vorsprechen und so Ihre Lobesrede zusammenstellen. Schreiben/sprechen Sie in Ihrer Lobrede bitte nicht von „Erfolgen", sondern von „Meisterungen".

13.8 Gedanken, die Mut machen und mich begleiten können

Resilienz bedeutet nicht, dass es leicht war. Resilienz bedeutet, dass Sie gegangen sind, überlebt haben, etwas erreicht haben – *trotz allem.* Die Selbsterfahrung, den Schmerz wirklich zu spüren, bedeutet nicht, dass Sie „defekt" wären. Sie bedeutet, dass Sie mutig genug sind, Ihr Leben bewusster zu gestalten. Das ist eine Ressource, die man nicht kaufen kann. Man kann sie nur entwickeln. Und Sie sind gerade dabei.

Lesen Sie Ihre Lobrede auf sich selbst immer wieder – vielleicht speichern Sie die Rede auch als Sprachnotiz in Ihrem Handy? Beim ersten Lesen oder Hören fühlt es sich vermutlich noch ungewohnt an. Lassen Sie sich begleiten von Ihrer Lobrede. Nach und nach wird sie Ihnen vertrauter – und kann irgendwann auch zu Ihrer „neuen Wahrheit" werden.

Sie haben in diesem Kapitel mehrere Vorgehensweisen kennengelernt, mit deren Hilfe Sie sehr viel mehr über sich erfahren können, unter anderem wie sich Ihre Biografie heute noch auswirkt und was Sie tun können, um nicht erneut in dieselbe Falle zu tappen.

Sie haben das achtsame Beobachten geübt, mit dem Sie einen Raum schaffen, in dem Sie sich erst einmal im Hier und Jetzt verankern können und nicht gleich etwas bewerten oder reagieren müssen. Dies ist deswegen sinnvoll, weil eine schnelle Reaktion oft die vertiefte Konfrontation und die verbesserte Analyse dessen, was genau das Problem ist, verhindert.

Dann ging es um das Gegenteil, um die intensive Hinwendung zu Ihren Problemen, indem Sie 10 min lang alle möglichen Katastrophen, Gedanken und Sorgen eingeladen, diese vielleicht auch verschriftlicht und danach noch einmal vorgelesen haben. Auch hier gilt, dass man oft vor dem Ausmaß der Sorgen und Grübeleien die Augen verschließt und deswegen den „Sorgenberg" gar nicht richtig zur Kenntnis nehmen und daher dessen Höhe und Solidität nicht infrage stellen kann.

Dann haben Sie sich anhand Ihrer Lebenslinie Ihre negativen und positiven Ereignisse veranschaulicht und für sich spürbarer und erfahrbar gemacht. In einem weiteren Schritt haben Sie aus diesen Ereignissen Lebensbotschaften formuliert, die Sie heute noch begleiten. Damit wurde deutlich, wie die Biografie, also das, was gestern, vorgestern und vorvorgestern war, heute immer noch wirksam ist. Die heutige Wirksamkeit erklärt sich aus den alten Lebensbotschaften, die Ihnen heute immer noch „zugerufen" werden.

Daneben haben Sie sich Ihren wichtigen und prägenden Bezugspersonen zugewandt und auch untersucht, welche Erfahrungen Sie mit ihnen gemacht haben und wie aus diesen Erfahrungen Erwartungen oder Muster geworden sind, die Sie heute noch in Ihrem Leben stark beeinflussen.

13.9 Meine Werte und Ziele – Wofür es sich zu leben lohnt, auch mit Symptom

Es gibt Phasen, da fühlt es sich so an, als stünde das Symptom wie ein riesiges Monster mitten auf dem Weg. Das können Ängste, unfruchtbares Grübeln, Depressionen und das Verlangen, sich mit irgendwas zu betäuben, sein.

Nehmen wir als Beispiel den Suchtimpuls: Zunächst besteht ein Verlangen, dem wir nachgeben. Dann setzen Scham und Rückzug ein, wir verkriechen uns, sind innerlich leer oder ständig angespannt, voller Frust und Schmerzen. Dann passiert etwas sehr Menschliches: Wir beginnen, unser Leben um dieses Monster herum zu organisieren: „Das mache ich erst, wenn ich mich besser fühle", „Ich kann erst leben, wenn das weg ist", „Da gehe ich nicht hin, sonst kommt die Angst".

Der psychologische Ansatz der Akzeptanz- und Commitment-Therapie (ACT; z. B. Hayes & Smith, 2022; Klein & Burian, 2024) dreht diese Logik um: nicht, weil Symptome egal wären, sondern weil wir sonst warten, bis das Leben vorbei ist. Diese Therapieform zielt auf *psychologische Flexibilität*. Hierbei handelt es sich um die Fähigkeit, schwierige innere Erfahrungen (Gedanken, Gefühle, Körperreaktionen) zuzulassen, ohne dass sie unser Handeln vollständig bestimmen – und sich gleichzeitig *wertorientiert* zu verhalten. Werte und engagiertes Handeln („committed action") sind dabei zentrale Prozesse.

Oder alltagsnah gesagt: *Das Monster darf mitfahren, aber es sitzt nicht am Steuer.* Das Symptom könnte z. B. als „Monster" im Bollerwagen sitzen. Es ruft, meckert, droht und jammert. Aber Sie ziehen den Wagen in Richtung dessen, was Ihnen wichtig ist. Und manchmal, wenn es nicht ständig „gefüttert" wird (durch Vermeidung, ständiges Grübeln, Rückzug, Selbstabwertung), wird es leiser. Vielleicht wird es irgendwann so schwach, dass es aus dem Wagen kippt – oder zumindest nicht mehr im Mittelpunkt steht.

Werte sind Leitsterne – Ziele sind Wegmarken

Im psychologischen Ansatz der ACT wird sehr klar zwischen Werten und Zielen unterschieden: *Werte* sind Richtungen, Leitsterne, etwas, wofür Sie einstehen wollen. Werte sind nie endgültig zu erreichen, aber man kann auf sie zu leben. *Ziele* sind konkrete Schritte/Ergebnisse auf dem Weg in diese Richtung. Ziele können erreicht werden, Werte nicht – sie bieten Orientierung. Werte sind außerdem *frei gewählt* und beziehen sich auf Ihr persönliches Handeln, nicht darauf, was andere tun sollen.

Bezogen auf dieses Buch lässt sich das wie folgt übersetzen: Werte sind oft das, was ein Grundbedürfnis in seiner „reifen" Form ausdrückt:

* Bindung: „Ich will liebevoll und verbindlich sein. Ich will Nähe geben und annehmen können."
* Autonomie: „Ich will selbstbestimmt und klar leben. Ich will über mich und meine Wege frei entscheiden können."
* Selbstwert: „Ich für mich einstehen. Ich will auch stolz sein können."
* Lustgewinn: „Ich will Leichtigkeit, Lebendigkeit, Spiel, Genuss zulassen und genießen können."
* Identität: „Ich will authentisch sein, wissen, wofür ich stehe und wofür nicht. Ich will mich aber auch zugehörig fühlen."

Wert-Ziel-Matrix – Werte, Ziele, erste Schritte

Sie können eine Wert-Ziel-Matrix erstellen, die nicht mehr als drei bis fünf Werte umfassen sollte. Die daraus abgeleiteten Ziele sollen „SMART" sein, also spezifisch, messbar, attraktiv, realistisch, terminiert. Dann formulieren Sie einen ersten, kleinen Schritt, den Sie innerhalb von 1–48 h tun können – auch wenn das „Monster" (Symptom) mitfährt.

Die Vorlage für eine Wert-Ziel-Matrix finden Sie im Anhang (s. Arbeitsblatt 5), folgendes Beispiel verdeutlicht die Umsetzung.

Klara: Die Angst fährt im Bollerwagen mit

Klara, 33 Jahre, hat seit vielen Jahren Angst mit körperlichen Symptomen (Herzrasen, Schwindel, Engegefühl). Sie hat ihr Leben immer weiter verkleinert. Einladungen, Reisen, sogar der Supermarkt sind zum „Risiko" geworden. Klara sagt: „Ich will erst gesund sein, bevor ich wieder lebe." Aus Sicht der ACT würde man freundlich antworten: „Und wenn wir beides gleichzeitig tun?" Denn das Ziel ist nicht, dass Angst „verschwindet", bevor Leben beginnt. Ziel ist es, dass das Leben wieder eine Richtung bekommt – und die Angst darf (erst einmal) mitfahren. Ihre ausgefüllte Wert-Ziel-Matrix zeigt Tab. 13.2.

Klara muss die Angst nicht wegdiskutieren oder „besiegen". Sie zieht den Wagen – in kleinen Schritten – in Richtung dessen, was zählt. Genau dadurch bekommt das Symptom oft weniger Macht und Einfluss, weil es nicht mehr der Türsteher zum Leben ist. Das ist der Kern von ACT: Innere Erfahrungen dürfen da sein, ohne dass sie die Richtung bestimmen.

Meine Leitsterne entlang der Grundbedürfnisse

Wenn wir bisher viel über Muster, Schutzreaktionen und alte Botschaften gesprochen haben, dann stellt sich irgendwann fast von selbst eine andere Frage: *Wenn ich nicht nur reagiere – wie möchte ich eigentlich leben?*

Werte entstehen genau an dieser Stelle. Sie sind nicht das Gegenteil von Bedürfnissen, sondern deren reifste Form. Wenn ein Bedürfnis verletzt ist, reagieren wir oft mit Schutz, also Rückzug, Kontrolle, Anpassung oder Angriff. Wenn ein Bedürfnis integriert ist, beginnt es, sich anders auszudrücken – als Haltung, als Richtung, als etwas, das wir bewusst wählen. Man könnte auch sagen: Symptome sind das Echo eines Mangels. Werte sind die bewusste Entscheidung, wie wir damit umgehen wollen. Vielleicht ist es deshalb hilfreicher, sich nicht sofort zu fragen: *„Welche Werte habe ich?"*, sondern eher: *„Wie möchte ich in bestimmten Bereichen meines Lebens eigentlich sein?"*

Tab. 13.2 Beispiel für eine ausgefüllte Wert-Ziel-Matrix

Lebensbereich/ Wert (Leitstern)	Warum ist mir das wichtig? (1–2 Sätze)	Ziel (SMART, konkret)	1. Schritt (in 1–24 h)	Symptom: Was sagt/fühlt das „Monster im Bollerwagen"?	Meine Antwort als erwachsener „Wagenlenker"
Bindung: Verbundenheit	Ich will wieder echte Nähe statt Rückzug	Ich treffe mich in den nächsten 14 Tagen 2× für je 60 min mit einer Freundin	Heute: Freundin anrufen und Termin für diese Woche vereinbaren	„Du wirst rot werden. Du wirst peinlich sein. Du kippst um"	„Danke, Angst. Du darfst mit. Ich gehe trotzdem 10 min hin. Dann entscheide ich neu"
Autonomie: Selbstbestimmung	Ich will nicht mehr, dass Angst meinen Radius bestimmt	In den nächsten 7 Tagen gehe ich 3× allein in einen Laden (10–15 min), ohne „Sicherheitsrituale"	Morgen: 1× Bäcker, 10 min, ohne den Puls zu prüfen	„Gefahr! Kontrolle! Du musst den Puls checken!"	„Ich checke den Puls nicht. Ich atme. Ich bin am Steuer"
Lustgewinn: Lebendigkeit	Ich will wieder Freude im Körper spüren	In den nächsten 10 Tagen mache ich 4× eine 20-minütige Bewegungseinheit, die mir grundsätzlich gefällt	Heute Abend: für 10 min Musik an, leichte Bewegung	„Bringt nichts. Du bist erschöpft"	„Es geht nicht um Leistung. Es geht um die richtige Richtung"
Selbstwert: Respekt	Ich will aufhören, mich fertigzumachen	14 Tage lang: täglich 1× ein respektvoller Satz an mich, schriftlich	Jetzt: Satz ins Smartphone tippen: „Ich übe …"	„Das ist lächerlich"	„Das ist mutig und Training. Mein Nervensystem lernt eine neue Sprache"

Bindung – Wie möchte ich in einer Beziehung sein?

Stellen Sie sich eine Situation vor, in der Ihnen ein Mensch wichtig ist, z. B. einen Partner, eine Freundin, einen Kollegen. Etwas ist schwierig geworden. Es besteht ein Missverständnis, vielleicht auch ein Konflikt. Was passiert dann in Ihnen? Ziehen Sie sich zurück? Werden Sie scharf? Versuchen Sie, alles schnell zu glätten? Und dann die zweite, leisere Frage: *Wie möchte ich eigentlich in solchen Momenten sein – unabhängig davon, wie schwer es mir fällt?*

Ein Mann merkt z. B., dass er sich in Konflikten schnell zurückzieht. Es ist, als würde er innerlich die Tür schließen, um sich zu schützen. Gleichzeitig spürt er, dass ihm Beziehungen wichtig sind und dass er eigentlich verbunden bleiben möchte. Sein Wert entsteht genau in dieser Spannung, und zwar nicht als perfektes Verhalten, sondern als Richtung: Er möchte lernen, präsent zu bleiben, auch wenn es unangenehm wird. Vielleicht bedeutet das für ihn, in Zukunft einen Satz mehr zu sagen, statt ganz zu verstummen.

Eine Frau erlebt etwas Ähnliches – nur in die andere Richtung. Sie übernimmt schnell die Verantwortung, klärt, organisiert, sorgt dafür, dass es wieder „gut" wird. Und merkt irgendwann, dass sie sich dabei selbst verliert. Ihr Wert liegt nicht darin, weniger verbunden zu sein, sondern darin, Verbundenheit anders zu leben: ehrlicher, klarer, auch mit eigenen Grenzen. Bindung wird so zu etwas anderem als Abhängigkeit. Sie wird zu einer bewussten Art, in Beziehung zu gehen.

Autonomie – Wie möchte ich für mich einstehen?

Es gibt diese Momente, in denen man spürt, dass man eigentlich etwas anderes möchte – und es trotzdem nicht sagt. Vielleicht liegt es daran, dass man niemanden enttäuschen will oder man unsicher ist. Vielleicht hat man auch gelernt, dass es sicherer ist, sich anzupassen.

Ein Beispiel: Eine Frau sitzt mit Freunden zusammen, alle sind sich schnell einig, wie der Abend weitergehen soll. Sie nickt, obwohl sie innerlich zögert. Erst später merkt sie, dass sie sich selbst übergangen hat. Wenn sie genauer hinschaut, geht es nicht darum, plötzlich laut oder konfrontativ zu werden. Es geht um etwas Kleineres und gleichzeitig Schwierigeres: sich selbst überhaupt wahrzunehmen und dann einen Satz daraus zu machen. Autonomie zeigt sich oft genau dort – nicht im großen Bruch, sondern im kleinen Moment von Klarheit.

Ein anderer Mensch hat eher das gegenteilige Muster. Er drückt sich schnell und klar aus, trifft Entscheidungen, geht voran und merkt irgendwann, dass er wenig Raum für andere lässt. Auch hier geht es nicht darum, „weniger autonom" zu werden, sondern darum, Autonomie mit Offenheit zu verbinden. Autonomie ist dann nicht Rückzug oder Durchsetzung, sondern Selbstbestimmung im Kontakt.

Selbstwert – Wie möchte ich mit mir umgehen?

Der Umgang mit sich selbst zeigt sich oft besonders deutlich in schwierigen Momenten.

Ein Mann macht einen Fehler bei der Arbeit. Nach außen bleibt er ruhig, korrigiert ihn, macht weiter. Innerlich beginnt jedoch ein harter Dialog: „Das hätte nicht passieren dürfen", „Du bist einfach nicht sorgfältig genug." Der Fehler ist schnell behoben. Die innere Abwertung bleibt. Wenn er beginnt, sich mit seinem Selbstwert zu beschäftigen, verändert sich zunächst wenig am Verhalten. Aber etwas verschiebt sich im Ton. Er lernt, sich nicht sofort zu verurteilen, sondern zu prüfen: Was ist tatsächlich passiert? Wie würde ich mit jemand anderem in dieser Situation sprechen?

Eine Frau erlebt etwas Ähnliches, aber andersherum. Sie ist sehr nachsichtig mit sich, vermeidet Selbstkritik und merkt gleichzeitig, dass sie sich manchmal auch nicht ernst genug nimmt. Ihr Entwicklungsschritt liegt nicht in mehr Freundlichkeit, sondern in mehr Klarheit und Standhaftigkeit. Selbstwert bedeutet dann, sich weder zu erhöhen noch sich klein zu machen, sondern sich ernst zu nehmen – in beide Richtungen.

Lustgewinn – Wie möchte ich leben, nicht nur funktionieren?

Dieses Bedürfnis gerät oft in den Hintergrund. Nicht, weil es unwichtig wäre, sondern weil andere Dinge dringlicher erscheinen.

Ein Mann arbeitet viel, organisiert seinen Alltag, erfüllt seine Aufgaben. Wenn man ihn fragt, was ihm Freude macht, muss er kurz überlegen. Es ist nicht so, dass nichts da wäre, aber es hat vergleichsweise wenig Platz.

Eine Frau merkt, dass sie sich in ihrem Alltag stark an Erwartungen orientiert. Sie funktioniert gut, ist zuverlässig, aber etwas in ihr wirkt gedämpft. Als würde ein Teil von ihr warten. Hier geht es nicht um große Veränderungen. Oft beginnt es damit, wieder wahrzunehmen, was überhaupt Freude macht.

Es geht darum, Neugier zu spüren und Leichtigkeit zu erleben, vielleicht auch darum, Dinge zu machen, die keinen direkten „Nutzen" haben. Lebendigkeit ist kein Luxus, sondern ein Teil von psychischer Gesundheit. Manchmal muss man ihr allerdings bewusst Raum geben.

Identität – Wer möchte ich im Kern sein?

Wenn man die bisherigen Bereiche zusammennimmt, fügt sich langsam ein Bild zusammen. Es entsteht kein festes Konzept, sondern eher ein Gefühl für die Richtung. Identität zeigt sich weniger in einzelnen Eigenschaften als in der Art, wie man mit sich und anderen umgeht.

Ein Mensch beschreibt, dass er lange versucht hat, Erwartungen zu erfüllen – im Beruf, in Beziehungen, in Bezug auf das eigene Selbstbild. Erst mit der Zeit beginnt er, sich zu fragen, was eigentlich wirklich zu ihm passt. Dies entspricht keiner plötzlichen Erkenntnis, sondern einem Prozess.

Eine andere Person merkt, dass sie sehr viele unterschiedliche Seiten hat – und lange versucht hat, sich auf eine davon festzulegen. Ihre Entwicklung besteht eher darin, diese Widersprüche zuzulassen und trotzdem ein Gefühl von Zusammenhang und innerer Stimmigkeit zu entwickeln. Identität ist dann nicht etwas Starres, sondern etwas, das entsteht, während man lebt.

Vom Bedürfnis zum Wert – und weiter

Vielleicht lässt sich der Weg so beschreiben: Zuerst bemerkt man ein Bedürfnis – oft dann, wenn etwas fehlt oder es schwierig ist. Dann entsteht langsam eine Vorstellung davon, wie man damit umgehen möchte. Das ist der Wert. Irgendwann wird daraus ein konkreter Schritt im Alltag.

Ein Mann merkt z. B., dass ihm Bindung wichtig ist, er sich aber oft zurückzieht. Sein Wert könnte sein, verbunden zu bleiben und sein erster Schritt vielleicht darin bestehen, in einem Gespräch nicht sofort auszuweichen.

Eine Frau erkennt, dass sie sich häufig anpasst, obwohl sie sich mehr Autonomie wünscht. Ihr Wert könnte Klarheit sein und ihr erster Schritt ein einfacher Satz: „Ich hätte es gern anders."

Der Punkt ist nicht, dass sich alles sofort verändert, sondern dass sich die Richtung verändert. Und vielleicht begleitet Sie dabei weiterhin die Frage, die sich durch dieses Buch zieht: „Hallo, wie geht es mir damit?"

14

Veränderung mit Humor und Leichtigkeit

Kein Programm ist besser als nochmals scheitern – für alle, die keine Lust haben, sich für Veränderungen wirklich anzustrengen.

Es ist eine durchgehende Erfahrung, dass Veränderungen bei psychischen und psychosomatischen Problemen schwierig sind. Ähnliche Erfahrungen machen wir beispielsweise, wenn wir versuchen, mit dem Rauchen aufzuhören, weniger Alkohol zu trinken oder bei Übergewicht abzunehmen. Auch die Motivation, regelmäßig Sport zu treiben, ist zwar als Vorsatz schnell gefasst, aber nicht ohne Weiteres umzusetzen.

Unsere psychischen Probleme hätten wir schon längst selbst gelöst, wenn wir sie hätten lösen können. Freundschaftliche oder partnerschaftliche Ratschläge wie „Mach doch mal einfach" oder „Ich würde an Deiner Stelle sofort …" berücksichtigen nicht, dass jeder Mensch mit Problemstellungen konfrontiert sein kann, die ihm sehr, sehr schwerfallen können. Wenn man etwas gut kann oder keine Probleme in einem Bereich hat, ist es immer sehr einfach, dem anderen zu sagen, er solle doch endlich mal … Wenn wir es so ohne Weiteres könnten, hätten wir es doch schon längst getan.

Deswegen ist manchmal, wenn die Kraft der Selbsthilfe nicht ausreicht, eine Psychotherapie so hilfreich. Genau aus diesem Grund schlage ich in diesem Buch als Zwischenweg auch die Tandemselbsthilfe vor (s. Abschn. 13.1). Dies setzt voraus, dass man überhaupt Tandempartner*innen findet und mit diesen dann auch noch harmoniert und ein gutes Arbeitsbündnis herstellen kann. Das ist sicherlich nicht immer ganz einfach.

In diesem Kapitel will ich Ihnen Techniken zeigen, für die wenig bis gar kein Aufwand erforderlich ist, die jedoch trotzdem die Chance bergen, dass man sich verändert, und zwar gerade dadurch, dass man sich nicht besonders anstrengt. Vielleicht funktionieren diese Techniken ja bei Ihnen?

14.1 Tun durch Nichtstun – bewusst stolpern

Dies folgt der Idee, dass man manchmal etwas erreichen kann, indem man gar nichts tut. Die Technik, die ich hier vorschlage, heißt „bewusst stolpern".

Sie nehmen sich gar nicht vor, nicht zu stolpern, aber Sie wollen Ihr Stolpern „genau mitkriegen" und bewusst genießen. Ich erinnere mich noch an einen Bekannten, der mir einmal erklärte, beim Bungeespringen ginge es nicht darum, möglichst oft zu springen, sondern während des Fluges möglichst viel davon mitzubekommen. Also gilt, nicht einfach Augen zu und durch, sondern Augen auf und genau hinsehen, spüren und mit allen Sinnen erfahren.

Bewusst zu stolpern, bedeutet, dass Sie in Ihrer Problemsituation, sei es während eines Essanfalls, bei der Ausübung einer unsinnigen Zwangshandlung wie mehrminütigem Händewaschen, obwohl die Hände eigentlich schon sauber sind, während einer Panikattacke (bei medizinisch festgestellter Herz-Kreislauf-Gesundheit) oder bei depressiven Gedanken über die Sinnlosigkeit Ihres Lebens einmal bewusst Ihre Aufmerksamkeit darauf richten und genau erleben, wie das Ganze abläuft. Was genau fühlen Sie? Welche Fantasien gehen Ihnen durch den Kopf? Wie fühlt sich der Körper an? Was tun Sie?

Und wenn Sie noch einen Schritt weitergehen wollen, erstellen Sie ein kurzes Protokoll. Sehr entspannt kann man dies heute einfach mündlich durch eine kurze Sprachnotiz im Smartphone erledigen. Tun durch Nichtstun heißt also, bewusst zu stolpern und das Ganze vielleicht auch noch aufzuschreiben bzw. durch Diktat zu sichern. Weiter müssen und sollten Sie nichts tun. Sie warten einfach ab, ob und gegebenenfalls wie sich etwas verändert. Manche Dinge brauchen Geduld. Genau wie es bei der Aussaat auch nicht von Erfolg gekrönt ist, alle drei Tage die Erde aufzugraben, um zu gucken, ob die Samenkörner schon Wurzeln angesetzt haben.

14.2 Sich absichtlich nicht ändern

Hier ist der zugrunde liegende Gedanke, dass Sie sich mit Ihrer Problematik eingerichtet haben und es so einigermaßen funktioniert. Das mag vielleicht eher schlecht als recht der Fall sein, aber Sie haben eine Möglichkeit gefunden, Ihr Leben zu leben, und vielleicht ist das Einzige, was Sie stört, die

Änderungswünsche und Vorschläge Dritter oder Ihre eigene Gewissenstimme, die sagt: „Du solltest doch …", „Du müsstest doch …", „Mach doch endlich mal …"

Ganz erfrischend fand ich Aussagen von Richtern, die so in der Presse zitiert wurden, dass es nicht nur das Recht auf Rausch gibt, sondern eben auch das Recht auf Krankheit. Man kann sich also auch entscheiden, an seiner Krankheit oder an seiner Störung nichts zu verändern.

Wenn Sie sich entscheiden, sich nicht zu verändern, hat das Ganze durchaus einen positiven Effekt, denn Sie geben den inneren Kampf auf, den Sie nicht antreten und den Sie nicht auf sich nehmen wollen. Sie können dann über die Akzeptanz dessen, was ist, den Teil der seelischen Energie einsparen, den Sie bisher dafür „aufgewendet" haben, es doch noch einmal zu versuchen, oder sich vom schlechten Gewissen, dass Sie es nicht versuchen, entlasten. Sie können sich endgültig verabschieden von Gedanken wie: „Eigentlich sollte ich ja …", „Ich weiß, ich müsste endlich …"

Wenn es für Sie erstrebenswert erscheint, sich von diesem sekundären „Müssen" und dem Leiden an der Nichtveränderung zu befreien, versuchen Sie doch einmal während eines Monats, sich absichtlich nicht zu verändern. In dem Moment, wenn die Problematik auftritt, könnten Sie diese vielleicht sogar freundlich begrüßen: „Hallo, da bist Du ja wieder, Du gehörst zu mir."

Wenn Sie sich jetzt „veräppelt" fühlen, möchte ich Sie kurz darauf hinweisen, dass Sie in anderen Kapiteln ganz konkrete Hinweise und Anweisungen für Veränderungsschritte finden. Diese kosten aber Mühe, Aufwand und sind natürlich auch immer mit dem Risiko des Scheiterns verbunden. Dieses Kapitel wendet sich hingegen an alle, die keine Lust haben, sich für Veränderungen wirklich anzustrengen.

Die Strategie, sich absichtlich nicht zu ändern, ist sicherlich eine Möglichkeit. Als weitere Strategie schlage ich Ihnen aber gleich noch eine etwas aktivere, auf Ziele ausgerichtete Strategie vor.

14.3 Die Kräfte des Unbewussten nutzen – autogene Formeln

Diese Idee kommt aus dem autogenen Training, einer Methode der Selbstbeeinflussung oder der Selbsthypnose.

Beim autogenen Training lernen Sie in einem ersten Schritt, in den Armen und Beinen Schwere und Wärme zu erzeugen. Dann lernen Sie, sich dem Atemrhythmus zu überlassen, ein Wärmegefühl im Bauch zu erzeugen und innerlich der eigenen Pulswelle zuzuhören. Die letzte Übung besteht dann im Empfinden eines klaren Kopfes, der sich durch kühle oder durch eine klare und freie Empfindung im Kopfbereich äußern kann. Das autogene Training kann man am besten in Volkshochschulkursen lernen. Manchmal werden solche Kurse auch in psychotherapeutischen, psychiatrischen oder allgemeinärztlichen Praxen angeboten.

Aus dem autogenen Training kommen auch die sogenannten autogenen Formeln. Die autogenen Formeln sollten in einem Zustand besonderer persönlicher Beeinflussbarkeit gegeben werden. Beim autogenen Training lernt man ja, sich in eine Art von Trance zu versetzten.

Wendet man die autogenen Formeln hingegen außerhalb des autogenen Trainings an, bietet sich der Moment vor dem Einschlafen an. Man hat das Licht schon ausgemacht, liegt noch da und hat nun einige Minuten, bevor man einschläft, die man dazu nutzen kann, die autogenen Formeln mit in den Schlaf hineinzunehmen. Eine andere Möglichkeit wäre, sofern dies zu Ihrem Lebensrhythmus passt und Sie nicht gleich aus dem Bett springen wollen oder müssen, das Gleiche morgens früh nach dem Aufwachen zu tun. Auch hier nutzt man den Halbschlaf für die autogenen Formeln.

Autogene Formeln werden so formuliert, dass sie im Passiv formuliert sind. Nehmen wir einmal an, Ihr Schreibtisch ist unaufgeräumt oder Ihre Steuererklärung wartet schon seit mehreren Wochen auf Erledigung und die Abgabefrist kommt näher. Statt zu sagen: „Ich räume den Schreibtisch auf" oder „Ich mache endlich meine Steuererklärung", würde die autogene Formel hier lauten: „Der Schreibtisch wird aufgeräumt", „Die Steuererklärung wird erledigt."

Wenn Sie z. B. Ihr Selbstwertgefühl verbessern möchten, würden Sie vielleicht die Formel „Selbstvertrauen entwickelt sich" wählen. Sollten Sie erhebliche Selbstzweifel haben und mögen sich eigentlich nicht, beginnen Sie mit der Formel „Mich aushalten lernen" und gehen Sie nach einigen Wochen über zu der Formel „Mich mögen lernen", um dann zum Schluss zur Formel „Positives Empfinden kommt mir näher" zu gelangen. Für den Bereich sozialer Kontakte würden sich Formeln anbieten wie „Kontakte finden sich", „Bekanntschaften können geschlossen werden", „Nette Kontakte entstehen" oder „Menschen bemerken mich".

Das Wichtigste ist, dass Sie hier nichts persönlich tun müssen. Das Ich wird quasi außer Funktion gesetzt, und die Formel transportiert die positive Erwartungshaltung, dass „es" sich entwickelt oder ereignet.

Wie gesagt, funktioniert das nicht immer, aber bei richtiger Anwendung können Sie neugierig auf die Effekte sein. Mit Formeln wie „Lottogewinn wird gemacht" oder „Reichtum findet mich" geraten wir allerdings in den Bereich des esoterischen Wunschdenkens – realistischerweise ist hier kein Erfolg zu erwarten. Sonst wären wir ja fast alle reich, nicht wahr?

14.4 Das Wunder der Freundlichkeit

Es gibt Türen, die lassen sich nicht aufdrücken. Je mehr man versucht, sie mit Kraft zu öffnen, desto stärker scheint sich der Widerstand zu verfestigen, als würde das System auf Druck mit Gegendruck reagieren. Deshalb liegt manchmal die eigentliche Veränderung nicht in einer größeren Anstrengung, sondern in einer anderen Art von Bewegung.

Ein Lächeln kann eine solche Bewegung sein. Nicht das aufgesetzte Alles-ist-gut-Lächeln, das eher verdeckt als verbindet, sondern dieses kleine, oft unscheinbare Signal, das wir intuitiv verstehen: *Ich komme in Frieden.* Viele Menschen unterschätzen, wie tiefgreifend Freundlichkeit wirkt – nicht nur im Außen, sondern auch im eigenen Inneren. Denn Freundlichkeit ist keine Naivität und auch kein Verzicht auf Klarheit oder Abgrenzung, sondern eine Form von emotionaler Intelligenz. Unser Nervensystem reagiert sehr sensibel auf Signale, und wer freundlich ist, sendet zunächst einmal ein Signal der Sicherheit. Sicherheit wiederum ist die Voraussetzung dafür, dass Verbindung überhaupt entstehen kann.

Eine Geschichte: Der Fahrradhändler

Thomas war ein guter Fahrradhändler. Er kannte sich mit Modellen aus, konnte technische Probleme schnell und zuverlässig lösen und war in seinem Handwerk wirklich kompetent. Wer ein Fahrrad reparieren lassen wollte, war bei ihm sachlich gesehen an der richtigen Adresse. Und dennoch lief sein Laden zunehmend schlechter. Nicht, weil er schlecht arbeitete, sondern weil etwas anderes fehlte – etwas, das sich nicht so leicht messen ließ wie handwerkliche Qualität. Wenn Kund*innen unsicher waren oder nachfragten, wurde Thomas schnell ungeduldig. Wenn jemand etwas nicht sofort verstand, wurde sein Ton schärfer. Kinder, die neugierig Fragen stellten, erlebte er eher als Störung, denn als Einladung zum Kontakt. Er wollte effizient arbeiten, keine Zeit verlieren und bemerkte dabei nicht, dass er genau auf diese Weise Kundschaft verlor.

Sein Hausarzt war es schließlich, der einen Satz sagte, der Thomas zunächst irritierte: „Sie sind nicht krank. Aber Sie sind ‚dauerangespannt‘. Wenn Sie so weitermachen, werden Sie es." Er riet ihm zu einer Pause – nicht als Luxus, sondern als Notwendigkeit.

So fand sich Thomas einige Monate später in einem Hotel in Thailand wieder. Dabei war er weder an innerer Suche interessiert noch an spiritueller Entfaltung, sondern er war schlicht erschöpft. Am zweiten Tag lag ein Flyer auf seinem Zimmer auf dem stand: „Metta-Meditation im nahegelegenen Kloster – Einführung für Gäste". Er legte ihn zunächst beiseite, nahm ihn dann wieder in die Hand und dachte: Was soll das schon bringen? Dennoch war da etwas in ihm, vielleicht nicht Neugier, sondern eher Müdigkeit, das ihn schließlich hingehen ließ.

Im Kloster

Das Kloster war schlicht. Es hatte kein besonderes Ambiente, es gab keine Inszenierung, keine spirituelle Überhöhung. Er befand sich in einem ruhigen Raum, umgeben von wenigen Menschen, und eine leise Stimme erklärte, worum es ging. Es gehe nicht um Entspannung im üblichen Sinne, auch nicht darum, etwas „richtig" zu machen, sondern um eine neue Haltung.

Die Übung selbst war einfach. Sie bestand aus folgenden Sätzen, innerlich gesprochen, wieder und wieder:

* *Möge ich glücklich sein.*
* *Möge ich in Frieden sein.*
* *Möge ich frei sein von Leid.*

Thomas spürte zunächst wenig, dann eher Widerstand, Unbehagen, Ungeduld, den Impuls aufzustehen und zu gehen. Gleichzeitig tauchte allerdings etwas auf, das ihm schon lange fremd geworden war: eine leise Form von Ruhe, die nicht tief, nicht stabil, aber dennoch spürbar war. Am nächsten Tag ging er wieder hin. Und am übernächsten. Es hatte nichts damit zu tun, dass es sofort „funktionierte", sondern dass es sich anders anfühlte als alles, was er sonst tat.

Zurück im Alltag

Zurück zu Hause begann er, die Übung beizubehalten: morgens einige Minuten, manchmal auch abends, dabei häufig eher mechanisch als getragen von einem echten Gefühl. Und dann begann sich etwas zu verschieben. Ein Kunde kam, stellte viele Fragen. Früher hätte Thomas innerlich sofort dichtgemacht. Dieses Mal nahm er den Impuls wahr und hielt einen Moment inne. Die Sätze tauchten auf, fast wie von selbst: *Möge er glücklich sein. Möge er frei sein von Leid.* Er sprach ihn nicht laut aus, aber etwas in seinem Ton war anders.

Ein Junge kam mit einem kaputten Fahrrad. Thomas erklärte ihm, wie man es repariert, langsam und mit Geduld. Es war kein bewusster Entschluss, ein „freundlicher Mensch" zu werden. Es war eher, als hätte sich sein innerer Ausgangspunkt verändert.

Was sich dann veränderte

Nach und nach kehrte seine Kundschaft zurück und sie blieb. Kund*innen erzählten anderen von ihm. Eltern schickten ihre Kinder zu ihm, weil sie wussten, dass er sich Zeit nahm. Seine Kundschaft kam nicht nur wegen der Reparatur, sondern auch wegen der Art, wie sie angesprochen wurde, wie sie sich verstanden fühlte. Irgendwann stand Thomas wieder in seinem Laden und war mit einem ganz anderen Problem konfrontiert: Er hatte zu viele Aufträge, konnte aber jemanden einstellen. Und mit dem neuen Mitarbeiter klappte es auch besser als früher: *Möge er glücklich sein. Möge er frei sein von Leid.*

Gerade vor Weihnachten, vor Ostern oder zu Beginn der Fahrradsaison war der Laden nun voll. Nicht, weil er ein besserer Mechaniker geworden wäre, sondern weil sich etwas Grundlegendes in seiner Art, anderen Menschen zu begegnen, verändert hatte.

Was hier eigentlich passiert ist

Thomas hat nicht einfach „gelernt, netter zu sein". Er hat begonnen, sich anders zu regulieren. Früher geriet sein System unter Druck schnell in den Abwehrzustand Fight: Reizbarkeit, Kontrolle, Ungeduld. Durch die Metta-Praxis entstand ein kleiner Zwischenraum, ein Moment – kein perfekter Zustand, kein dauerhafter Frieden, sondern eine reale, erlebbare Alternative, in der eine andere Reaktion möglich wurde. Genau dieser kleine Unterschied kann langfristig eine große Wirkung entfalten.

14.5 Metta – der fünfte Weg

In der buddhistischen Tradition wird diese Haltung als Metta bezeichnet, als wohlwollende Freundlichkeit. Im Kontext der biografisch-systemischen Verhaltenstherapie könnte man sagen: Dort, wo wir sonst automatisch in Fight, Flight, Freeze oder Follow reagieren, eröffnet Metta mit Freundlichkeit („friendliness") eine zusätzliche Möglichkeit, ein fünftes „F": nicht kämpfen, nicht fliehen, nicht erstarren, sich nicht unterwerfen, sondern freundlich und interessiert in Kontakt bleiben – innerlich beweglich, äußerlich handlungsfähig.

Der entscheidende Punkt: Freundlichkeit im Sinne von Metta beginnt innen. Viele Menschen können freundlich zu anderen sein, aber nicht zu sich selbst. Sie helfen, trösten, verstehen und sprechen innerlich hart mit sich, sobald sie einen Fehler machen oder etwas nicht gelingt.

Deshalb beginnt Metta klassisch nicht beim Gegenüber, sondern bei einem selbst – nicht als spontanes Gefühl, sondern als bewusste innere Haltung:

- *Möge ich sicher sein.*
- *Möge ich zur Ruhe kommen.*
- *Möge es mir gut gehen dürfen.*
- *Möge ich glücklich sein.*
- *Möge ich frei sein von Leid.*

Am Anfang fühlt sich das für viele ungewohnt an, manchmal sogar falsch oder übertrieben. Genau darin zeigt sich der entscheidende Punkt: Es ist neu.

Die folgenden Übungen sind keine „Leistung". Sie sind eher wie kleine Experimente aufzufassen. Manche werden sich sofort stimmig anfühlen, andere nicht. Beides ist in Ordnung.

Übung 1: Ein inneres Lächeln

Vielleicht beginnen Sie ganz einfach. Setzen oder legen Sie sich bequem hin. Spüren Sie den Kontakt Ihres Körpers zum Boden oder Stuhl.

Stellen Sie sich dann vor, dass Ihr Gesicht von innen her etwas weicher würde. Es entsteht kein großes Lächeln, eher ein feiner Impuls, als würde Ihr System hören: Es ist gerade keine Gefahr. Vielleicht entstehen dazu folgende Sätze:

- *Möge ich sicher sein.*
- *Möge ich ruhig werden.*

- *Möge es mir gut gehen dürfen.*
- *Möge ich glücklich sein.*

Und wenn sofort eine Gegenstimme – „Das hast du nicht verdient" oder „Reiß dich zusammen" – auftaucht, dann muss diese nicht verschwinden. Vielleicht können Sie sie kurz als das sehen, was sie ist: ein alter Schutz, und trotzdem etwas Neues danebenstellen.

Übung 2: Metta für das jüngere Selbst

Manchmal wird es besonders deutlich, wenn man sich eine frühere Version von sich selbst vorstellt. Das muss keine große Szene sein, sondern vielleicht einfach ein Moment, in dem Sie angespannt, unsicher oder allein waren. Schauen Sie sich dann diese Version von sich an – nicht analysierend, sondern eher so, wie man ein Kind ansieht, das sich bemüht. Vielleicht entstehen Sätze wie:

- *Ich sehe dich.*
- *Du musst das nicht allein tragen.*
- *Mögest du dich angenommen fühlen. Zuerst von mir, Deinem älteren Selbst. Dann von der Welt, in der Du willkommen bist.*
- *Mögest Du glücklich sein, mögest Du frei sein von Leid.*

Es geht nicht darum, etwas zu „lösen". Sondern darum, den inneren Umgang zu verändern.

Übung 3: Der freundliche Erwachsene im Alltag

Im Alltag passiert es oft schnell. Auf einen Trigger ist das alte Muster da. Vielleicht merken Sie im Gespräch: Jetzt werde ich gleich scharf (Fight). Oder ich will nur noch raus und weg (Flight). Oder ich erstarre, bin innerlich blockiert (Freeze). Oder ich passe mich an und unterwerfe mich (Follow). Genau dort kann ein kurzer Moment entstehen:

- *Stopp. Möge ich frei sein von Leid.*
- *Ich bleibe freundlich.*
- *Mögen auch die anderen ihr Leid überwinden und glücklich sein.*

Erst nach diesem kurzen Innehalten erfolgt eine Reaktion. Dieser Moment mag zwar klein sein, doch genau darin liegt seine Wirkung.

Übung 4: Freundlichkeit für einen nahen Menschen

Vielleicht fällt es leichter, Freundlichkeit zunächst nach außen zu richten. Denken Sie an jemanden oder etwas, bei dem Ihnen das leicht fällt: an einen Menschen, an ein Tier, vielleicht auch an eine Erinnerung. Und dann, ganz schlicht:

- *Mögest du sicher sein.*
- *Mögest du gesund sein.*
- *Mögest du Freude erleben.*
- *Mögest Du frei sein von Leid.*

Oft verändert sich dabei etwas im eigenen Inneren. Freundlichkeit wirkt in beide Richtungen.

Übung 5: Freundlichkeit im Kontakt mit Schwierigen

Und irgendwann kann man einen kleinen Schritt weitergehen. Nicht zu den schwersten Beziehungen, sondern zu jemandem, der im Alltag schwierig ist. Hier geht es nicht um Vergebung, sondern um Freiheit. Vielleicht in drei kleinen Schritten:

1. Zuerst zu sich: *Möge ich ruhig bleiben. Möge ich klar bleiben. Möge ich umfassend verstehen können.*
2. Dann als Grenze: *Ich muss das nicht mögen. Aber ich muss keinen Krieg führen, um mich zu schützen.*
3. Und vielleicht ganz am Ende: *Mögest du weniger leiden. Mögest du dein Glück finden.*

Hintergrund ist nicht, dass der andere „recht hat" und man sich unterwirft, sondern dass man selbst nicht im alten Muster gefangen bleiben möchte.

Das kleine Experiment im Alltag

Vielleicht möchten Sie das Ganze gar nicht „groß" angehen, sondern klein. Das kann ein freundlicher Satz beim Bäcker sein, ein echtes Nicken im Treppenhaus, ein „Danke" mehr als sonst, auch im Straßenverkehr oder in der U-Bahn, im Bus, auf dem Fußweg oder beim Einkaufen oder ein Moment der Nachsicht mit sich selbst und mit anderen. Man sieht nie die ganze Last und den Schmerz eines Menschen. Freundlichkeit ist darauf eine mögliche Antwort. Wir sind alle vereint in der Universalität des Leidens und in unserem Wunsch, glücklich zu sein.

Ein letzter Gedanke: Freundlichkeit ist kein Luxus. Sie ist eine Form von Selbstregulation. Manchmal ist sie tatsächlich ein Wunder – nicht, weil sie alles sofort verändert, sondern weil sie Türen öffnen kann, die Druck ganz sicher zuschlägt.

15

Muster durchbrechen: Selbstwirksamkeit erleben

15.1 Achtsamkeit als tägliche Tankstelle

In den vorangegangenen Kapiteln hatten wir schon einige Bausteine der Lösung kennengerlernt. Vielleicht haben Sie das ein oder andere bereits mit Erfolg ausprobiert möchten es gerne vertiefen. In Bezug auf die Achtsamkeit könnte ich Ihnen raten, Achtsamkeitsübungen täglich für 5 bis 25 oder 30 min durchzuführen.

Sie könnten Achtsamkeit allerdings auch stärker in den Alltag integrieren. Die einfachste Möglichkeit besteht darin, achtsam spazieren zu gehen bzw. im Büro bestimmte Wege (z. B. zur Toilette, zur Mittagspause oder durch den langen Büroflur) achtsam zu vollziehen. Das heißt, ich setze die Schritte bewusst und spüre den Kontakt, den die Füße zum Boden machen, gegebenenfalls spüre ich auch das Schlenkern der Arme oder sogar den leichten Lufthauch im Gesicht. Ich könnte mir auf dem kurzen Weg auch vorzustellen, durch eine Flüssigkeit zu waten. Ich kann meine Aufmerksamkeit außerdem auf die umgebenen Wände richten und versuchen, den Raum um mich zu spüren, sodass ich sehr stark empfinde, dass ich durch diesen gehe, und mir mit einem Teil der Aufmerksamkeit den Bereich ca. 1 bis 5 m um mich herum und über mir vergegenwärtigen. All dieses kann kleine Momente der Achtsamkeit schaffen und führt in der Regel zu einem Gefühl der Entspannung und zu einer Unterbrechung negativer Gedankenzirkel.

Das Gleiche gilt auch für die Tee- oder Kaffeepause. Nehmen Sie sich einmal die Zeit, den Tee oder den Kaffee zu spüren, das Gewicht der Tasse, den Duft, die Wärme der Flüssigkeit, die ersten Berührungsreize, wenn das Getränk die Lippen, die Zunge und den Mundraum berührt, dann das Schlucken und das warme Gefühl, wenn die Flüssigkeit die Speiseröhre herunterrinnt.

Eine weitere beliebte Übung ist das achtsame Abwaschen. Hierfür müssten Sie dann auf die Geschirrspülmaschine verzichten und Ihren Abwasch zumindest zum Teil per Hand machen. Es soll sogar Familien geben, die sich dafür entschieden haben, bewusst auf die Geschirrspülmaschine zu verzichten und gemeinsam abzuwaschen und abzutrocknen, weil dies ein Moment geteilter Achtsamkeit ist.

15.2 Die Lebenslinie abgehen – „Weiter so!" und „So nicht!"

Sie können Ihre Lebenslinie (anhand Ihrer Skizze oder dem Handyfoto) noch einmal auslegen und sich die Lebensbotschaften an den einzelnen Positionen vergegenwärtigen. Vielleicht springen Sie zu einigen für Sie besonders wichtigen Lebensabschnitten und sagen bei sehr leidbehafteten und negativen Erfahrungen: „So nicht!", und wechseln dann direkt zur positiven Seite, indem Sie das Band überschreiten und auf die Blumenseite gehen. Dort suchen Sie sich eine positive Lebensbotschaft aus und sagen dann: „Weiter so!" Dies können Sie mit 3 bis 5 ausgesuchten Lebensbotschaften tun. Vielleicht wollen Sie auch auf der positiven Seite eine neue positive Lebensbotschaft etablieren, die gut dazu geeignet ist, die negative Lebensbotschaft auf der steinigen Seite zu entkräften.

Auch diese Übung lässt sich sehr gut oder sogar besser im Selbsthilfetandem durchführen, weil der/die Tandempartner*in dann als Coach fungieren und Sie anleiten und fragen kann.

15.3 Briefe an wichtige Bezugspersonen

Diese Technik bietet Möglichkeiten, sich vertieft mit Ihren wichtigen Bezugspersonen auseinanderzusetzen. Hierzu können Sie auf die Liste Ihrer wichtigen Bezugspersonen zurückgreifen, sofern Sie diese bereits aufgestellt haben.

Diese Briefe sind ausschließlich zur Selbstklärung bestimmt und sollten in der Regel nicht abgeschickt werden. Sie sind manchmal sogar wirksamer, wenn man weiß, dass man diese Briefe für sich behält und nicht abschicken will, da man sich dann wirklich traut, auch schwierige innere Gefühle in

Worte zu fassen. Schreiben Sie vielleicht einen Brief an Ihre Mutter, Ihren Vater, Ihre Geschwister, Ihren ersten Partner, Ihre erste Partnerin oder andere Menschen, die in Ihrem Leben eine wichtige Rolle gespielt haben.

Sie können die Briefe frei schreiben, aber sich auch durch folgende Fragen leiten lassen:

- Was hast Du alles für mich Positives getan?
- Was habe ich alles für Dich Positives getan?
- Was hat mich bei Deinem Verhalten mir gegenüber verletzt, beeinträchtigt oder enttäuscht?
- Wann und wodurch habe ich Dich eventuell verletzt oder enttäuscht?
- Was möchte ich für mein weiteres Leben aus unserer Beziehung, unserem Miteinander, unserer Zeit zusammen mitnehmen?
- Was möchte ich Dir zum Abschluss noch einmal sagen?

Jeder kann sich die Fragen aussuchen, die er beantworten möchte, und es ist natürlich auch möglich, andere Fragen zu nutzen oder den Brief auch in einer ganz anderen und für ihn stimmigen Art und Weise zu schreiben.

Wenn Sie im Selbsthilfetandem arbeiten, sollten Sie sich die Briefe vorlesen. Eine Variante wäre auch, dass man die Briefe zunächst austauscht, dann vorliest, sie nochmals auf sich wirken lässt und erst danach in einer kurzen Rückmelderunde die Eindrücke austauscht.

15.4 Der Angst die Stirn bieten – Teufelskreise unterbrechen

Wo die Angst ist, geht es lang – Herausforderungen aushalten

In diesem Kapitel geht es um den Umgang mit symptomatischen Störungen wie Ängsten oder Zwängen und Techniken, wie man diese Probleme direkt anpacken und Möglichkeiten der Veränderung und Verbesserung finden kann.

Ich habe weiter vorne schon beschrieben, dass die moderne Psychotherapie sowohl am Symptom ansetzt, da sich jedes Symptom auch irgendwie immer selbst aufrechterhält (s. Kap. 11), als auch am Hintergrund, den biografischen Erfahrungen und sonstigen Konstellationen, die erst dazu geführt haben, dass das Symptom aufgetreten ist und sich festgesetzt hat.

Dazu gehören auch Ängste, die diffuser oder schwerer zu entkräften sind. So gibt es Infektionsängste oder Ängste vor möglichen gesundheitlichen Schäden, die erst später eintreten könnten. Manche Menschen lassen sich bei unklaren Körperbeschwerden auch durch viele ärztliche Untersuchungen, die keinen Befund ergeben haben, nicht beruhigen. Sie sind dann der Meinung, dass das im Körper wohnende Übel, die schwere Krankheit, eben nur noch nicht entdeckt worden sei, weil der Arzt nicht richtig nachgeschaut habe. Das Gleiche gilt für Zwänge, wenn jemand befürchtet, dass seine Angehörigen z. B. ersticken könnten, wenn er Schraubverschlüsse auf seinen Limonadenflaschen zu fest zudreht oder er beim Hören der Sirene eines Unfallwagens nicht innerlich mindestens zehn Mal die magische Formel „Gut, besser, Glück" wiederholt.

Die Problematik bei solchen Vorgehensweisen lässt sich auch hier sehr schön mit einem Witz verdeutlichen: Es steht ein Mann an der Straßenecke und schnipst immer wieder mit den Fingern und dies stundenlang. Er wird dann von einem Passanten angesprochen und gefragt: „Warum schnipsen Sie denn immer mit Ihren Fingern?" Der Mann antwortet: „Damit hier keine weißen Elefanten auftauchen und alle tottrampeln." Darauf erwidert der Passant: „Ja, aber hier sind doch gar keine weißen Elefanten." Die Antwortet des Mannes folgt prompt: „Ja, sehen Sie."

Die Abwesenheit der eingebildeten Gefahr wird also als Beweis dafür genommen, dass die Gefahr real und die Abwehrhandlung (hier das Schnipsen) realistisch ist. Im therapeutischen Kontext könnte man den Mann nun bitten, einmal mit dem Schnipsen aufzuhören und dann zu schauen, was passiert. Wenn er sich überhaupt überzeugen lässt, würde er einen intensiven Angstanstieg mit Herzklopfen und Zittern erleben, da in seiner Vorstellung gleich ein wütender weißer Elefant käme und alles, einschließlich ihm selbst, niedertrampeln würde. Wohl erst nach Stunden und nach wiederholten Übungsdurchgängen ließe er sich dann überzeugen, dass die Furcht vor weißen Elefanten irrational war, und er könnte, wenn die Therapie erfolgreich verläuft, in Zukunft ohne Schnipsen auf der Straße verweilen.

Dieses Beispiel zeigt in Kurzform den Umgang mit einem Angstteufelskreis. Es geht also darum, Angst auszuhalten und dann zu erleben, dass die befürchtete Katastrophe nicht eintritt, dass ich also die Situation überlebe und eigentlich nichts Schlimmes passiert.

Dies gilt selbstverständlich nur für eigentlich ungefährliche Situationen. Ich benutze hier sehr gerne das Beispiel des Löwenkäfigs im Hamburger Tierpark Hagenbeck. Im Winter kommt man auf ungefähr 1,50 m an die Löwen heran. Vorne liegen meistens die Löwinnen und hinten liegt der Löwe. Man kann nun vor dem Gitter stehend überlegen, ob man nicht der Löwin ins

Barthaar gehen, sie streicheln oder zwicken möchte. Man muss nur einige Zeit dort stehen, um den hellwachen, auch hungrig wirkenden Blick der Löwin zu bemerken. Wenn man etwas länger wartet und einmal eine Bewegung ihrer Pranke beobachtet, kann man gut nachempfinden, dass dies so schnell erfolgt, dass man keine Chance hätte, auszuweichen. Hier handelt es sich um eine realistische Angst, die einen davon abhält, die Absperrung zu überwinden, um die Löwin entweder zu streicheln oder zu necken.

Das heißt, bei realen gefährlichen Situationen und Reizen ist Exposition kontraindiziert, also nicht angezeigt, und es ist sinnvoll, diese zu vermeiden. Hier in dem Beispiel hält man sich einfach an die Vorschriften, bleibt hinter der Absperrung und beschränkt sich auf das Betrachten des Löwenrudels.

Bei sogenannten unrealistischen oder neurotischen Ängsten kreist das Gespräch in der Therapie genau darum: Wie wahrscheinlich ist es, dass eine Katastrophe passiert? Die meisten neurotischen Ängsten sind dadurch gekennzeichnet, dass Patient*innen sagen: „Eigentlich weiß ich, es ist ungefährlich, aber irgendwie fühle ich es nicht und verhalte mich doch anders." Das heißt, diese Ängste sind dem Patienten selbst fremd oder Ich-dyston, wie wir in der klinischen Sprache sagen.

Wenn jemand tatsächlich befürchtet, dass der Nachbar ihn mit Todesstrahlen verfolgt, dass der Geheimdienst einer Großmacht ihn beobachtet oder dass die Tagesschausprecherin ihm durch Augenzwinkern für andere verborgene Botschaften sendet, dann handelt es sich in der Regel um eine sogenannte psychotische Störung, bei der der Realitätsverlust umfassend da ist. Hier ist dann fast immer eine psychiatrische Behandlung auch mit Medikamenten notwendig.

Wie gestaltet sich der Selbsthilfeweg bei Ängsten?

Ich frage mich zunächst, wie der durchschnittliche Mensch diese Situation bewerten würde. Wenn er oder sie in dieser Situation üblicherweise keine oder kaum Angst hätte, kann ich diese Situation ebenfalls als ungefährlich einschätzen und dann versuchen, mich in kleinen Schritten seinem oder ihrem Verhalten anzunähern. Ich könnte also durchaus in einem höheren Gebäude mit dem Fahrstuhl fahren und ans Fenster treten, durch den Tunnel fahren oder gehen, mich im Kino auch einmal in die Mitte des Saals setzen oder auf dem Jahrmarkt auch im Gedränge einen Bummel machen. Ich kann auch lernen, die Zeit des Händewaschens zu begrenzen oder mein Türschloss nur einmal abzuschließen und es eben nicht zehn Mal zu kontrollieren.

Die Angsttherapie setzt in der Selbsthilfe auch immer eine Liste mit etwa zehn ängstigenden Situationen voraus, die ihrer empfundenen Schwierigkeit bzw. ihrem Angstniveau nach angeordnet sind. Ich erstelle mir dazu eine Liste mit Situationen, die bei mir Angst und körperliche Anspannung auslösen: An Position 1 steht die leichteste Situation mit 10 %iger und an Position 10 die am stärksten ängstigende Situation mit 100 %iger Angst. Ich kann mir dann vornehmen, diese Situationen nach und nach abzuarbeiten, wobei ich jede Situation, angefangen mit Situation 1, mindestens drei bis fünf Mal bewältigt haben sollte. Idealerweise nehme ich mir für jede Stufe eine Woche Zeit, in der ich die Situation mindestens fünf Mal bewältige. In dieser Situation bleibe ich dann so lange, bis die Angst deutlich abgefallen ist (z. B. von 80 auf 30 %).

Alternativ kann ich auch in die Situation gehen und mir meine schlimmste Katastrophenbefürchtung („Ich kippe um", „Ich schreie", „Ich werde verrückt", „Ich halte es überhaupt nicht aus") vergegenwärtigen. Nach ungefähr 5 bis 10 min kann ich dann prüfen, ob diese Befürchtung eingetreten ist. In der Regel wird sie nicht eingetreten sein, und ich kann die Situation wieder verlassen, auch wenn die körperliche Anspannung und Angst noch hoch sind. Ich müsste mich dann nur im Anschluss hinsetzen und einmal schriftlich dokumentierten, was tatsächlich passiert ist. Als Vorbereitung für diese Übung ist es sinnvoll, sich die Übungssituation und maximale Erwartungsbefürchtung, also die erwartete Katastrophe, aufzuschreiben. Nach der Durchführung kann ich nun zusätzlich notieren, was tatsächlich passiert ist. Wahrscheinlich hat sich Ihre Angst und körperliche Anspannung so geäußert, dass Sie geschwitzt und gezittert haben und Ihnen sehr mulmig war, aber die Katastrophe ist eben nicht passiert.

15.5 Hoch den Hintern und raus – Depressivität durch Aktivität verändern

Das ist natürlich etwas grob ausgedrückt, aber Sie brauchen auch etwas grobe Energie, um sich aus der Lethargie einer depressiven Verstimmung durch Selbsthilfe wieder herauszuziehen. Ein bisschen ist es so wie bei Münchhausen, der sich angeblich am eigenen Schopf aus dem Sumpf gezogen hat. Aber es wie Münchhausen zu tun und es selbst zu versuchen, ist sicherlich besser, als wenn Sie Ihre Partnerin oder Ihren Freund dazu bringen, dass er Sie zwingt, aktiv zu werden. Dann sind Streitigkeiten vorprogrammiert wie: „Lass mich doch endlich in Ruhe", „Kannst Du mich nicht einfach mal hier sitzen lassen?", „Du hast doch keine Ahnung, wie es mir geht."

Vielleicht finden Sie in sich einen Ort, an dem Sie sich erinnern können, was früher einmal gut geklappt und Spaß gemacht hat. Am Anfang der Übung ist es egal, ob sie Ihnen Spaß macht oder nicht, es geht nur darum, dass Sie überhaupt Dinge erledigen, also allein durch die Durchführung und Erledigung einer Aufgabe einen Erfolg haben.

Auch hier brauche ich eine Liste mit kleinen und größeren Aktivitäten, zu denen ich mich dann „zwingen". Das kann ein halbstündiger Spaziergang sein, das kann die Erledigung des Abwasches sein, es kann ein Besuch im Sportzentrum sein, ein Telefonat mit einem guten Freund, ein gemeinsamer Konzert- oder Kinobesuch oder nur ein Schaufensterbummel vorbei an Geschäften, die mich interessieren.

Endloses Surfen im Internet ist im Übrigen keine positive Aktivität in diesem Sinne und birgt immer die Gefahr, dass die Depression stärker wird. Sinnvoller und vorzuziehen sind Tätigkeiten, bei denen Sie körperlich aktiv sind.

Ähnlich wie bei der Angsttherapie ist die Aktivitätenliste nach Intensität zu sortieren: angefangen von kleinen Aktivitäten wie zum Bäcker gehen oder den Abwasch machen, über mittlere Aktivitäten wie eine halbe Stunde spazieren gehen, einen größeren Bummel in der Stadt machen, zum Sport gehen, bis hin zu einigen großen Aktivitäten wie eine größere Radtour am Wochenende machen, ein Museum besuchen, auf ein Konzert gehen, mit einem Freund oder einer Freundin joggen gehen oder Ähnliches.

Suchen Sie Aktivitäten aus, die Ihnen naheliegen und die Sie auch vor dem Einsetzen Ihrer depressiven Verstimmung schon erfolgreich durchgeführt haben.

15.6 Gestörtes Essverhalten verstehen und bewältigen

Es gibt im Wesentlichen drei Essstörungen: Anorexie, Binge-Eating-Störung und Bulimie (Ess-Brech-Sucht). Dabei ist die Ess-Brech-Sucht vermutlich am ehesten einer Selbsthilfe zugänglich.

Die *Anorexie* zeichnet sich durch ein starkes Untergewicht aus, das man in der Regel dann ansetzt, wenn der Body-Mass-Index (BMI) unter 18 kg/m^2 ist.

Den BMI können Sie ausrechnen, indem Sie Ihr Körpergewicht in Kilogramm, z. B. 60,8 kg durch das Quadrat Ihrer Körpergröße in Metern teilen, z. B. 1,72 m. Das wären dann BMI = 60,8 kg/2,95 m^2 = 20,6 kg/m^2, was dem Normbereich entspräche. Sollten Sie jedoch z. B. 50 kg bei der gleichen Größe wiegen, sähe die Rechnung wie folgt aus: BMI = 50 kg/2,95 m² = 16,9 kg/m². Dieser sehr niedrige BMI ist ein Hinweis auf das Vorliegen von Untergewicht, sodass eventuell eine Anorexie vorliegt. Auch hier gibt es bei sehr schlanken Konstitutionen oder bei schweren organischen Erkrankungen, die eine Gewichtsabnahme bedingen, Ausnahmen.

Kennzeichnend für die Anorexie ist die Idee, zu dick zu sein, obwohl alle sagen, dass man zu dünn ist und auch Hosen sowie Oberteile mit viel Luft um den Köper herum schlackern. Bei der Anorexie handelt es sich um eine sogenannte Körperschemastörung: Betroffene halten sich für zu dick, obwohl sie eigentlich schon viel zu dünn sind. Insofern dürften die wenigsten Menschen mit Anorexie dieses Buch lesen, um durch Selbsthilfe Gewicht zuzunehmen. Daneben gibt die anorektische Reaktion oder die Appetitlosigkeit. Hier fehlt dann die Körperschemastörung, und man hat schlichtweg den Appetit verloren und leidet ebenfalls unter dem Untergewicht.

Bei der sogenannten *Binge-Eating-Störung* werden regelmäßig riesige Mengen von Nahrung in Fressanfällen konsumiert. Das kann in Bereiche bis 10.000 Kilokalorien gehen, wobei der übliche Tagesbedarf je nach Arbeit zwischen 1800 und 2500 Kilokalorien liegt. Verzehrt wird also das Vier- bis Fünffache des üblichen Tagesbedarfs. Wahrscheinlich wird man dann auch unter starkem Übergewicht leiden. Auch hier ist Selbsthilfe sicherlich nicht ganz einfach, da in der Regel eine umfangreiche Ernährungsberatung, eine Änderung der Bewegungsgewohnheiten und der gesamten Lebensführung notwendig sind.

Eine Anorexie mit massivem Untergewicht oder Binge-Eating-Störung mit massivem Übergewicht weisen auch auf wichtige Faktoren im Hintergrund hin wie Selbstwertprobleme, Probleme im Umgang mit anderen Menschen oder auf eine grundlegende Unzufriedenheit mit dem eigenen Selbst. Insofern sind vermutlich Anorexie und Binge-Eating-Störung für reine Selbsthilfeansätze deutlich schwerer zugänglich. Hier ist eine psychotherapeutische Unterstützung angeraten.

Etwas anders sieht es mit der *Ess-Brech-Sucht* aus. Hier werden ebenfalls größere Mengen an Nahrung in einem Essanfall hineingeschlungen. Es folgt dann aber oft ein Ekelgefühl und die Angst, zuzunehmen und fett zu werden. Dann wird die Nahrung wieder erbrochen, manchmal indem der Finger in den Hals gesteckt wird, oft aber haben die Betroffenen auch schon gelernt, durch bloßes Würgen den Würgereflex auszulösen.

Die Bulimie ist für Selbsthilfe etwas zugänglicher, da in der Regel der Essensplan so durcheinander ist, dass die Betroffenen versuchen, nur eingeschränkt zu essen, um abzunehmen. Durch den Nahrungsverzicht, z. B. durch Weglassen des Frühstücks oder einen Verzicht der Nahrungsaufnahme bis zum Nachmittag, sinkt nun aber der Blutzuckerspiegel so ab, dass es zu einem Heißhungergefühl kommt, das dann in der Regel zu einer Heißhungerattacke führt. Die Heißhungerattacke wiederum bedingt die Aufnahme einer großen Menge von Nahrung, die dann wieder erbrochen wird, weil man nicht zunehmen möchte. Auch hier handelt es sich also um einen Teufelskreislauf, den es zu durchbrechen gilt.

Hier gibt es eine recht gute Selbsthilfemöglichkeit, nämlich den Ernährungsplan. Wenn man bereit ist, mindestens dreimal am Tag regelmäßig zu essen und sich an einen aufgestellten Plan zu halten, der mindestens 1800 Kilokalorien enthält, ist die Chance größer, dass man mit Selbsthilfe die bulimischen Anfälle in den Griff bekommt, da das Heißhungergefühl verhindert wird, wenn regelmäßig und ausreichend gegessen wird. Bei Essanfällen, die nur ein oder zwei Mal in der Woche auftreten, kann man auch mit der hier genannten Selbsthilfestrategie versuchen, diese in den Griff zu kriegen.

Wichtig: Sollten die Brechattacken täglich oder sogar mehrmals täglich erfolgen, besteht die Gefahr körperlicher Komplikationen, und zwar einmal dadurch, dass der Elektrolythaushalt durcheinandergerät und in der Folge Herzfunktionsstörungen möglich sind, oder aber dadurch, dass durch die Salzsäure die Speiseröhre verätzt wird und im Extremfall sogar vernarben kann, sodass die Narben dann in einer unstillbaren Blutung aufreißen können. Die Salzsäure des Magens schädigt unvermeidlich auch die Zähne, sodass eine Zerstörung des Zahnschmelzes, Entzündungen im Mund und Karies oft als Folge von häufigem Erbrechen auftreten.

Bei häufiger auftretenden Essanfällen sollte auf jeden Fall eine hausärztliche Abklärung erfolgen, bei der geprüft wird, ob die Elektrolytwerte und die Herz-Kreislauf-Funktion noch in Ordnung sind oder ob hier umgehend medikamentöse Hilfe zur Normalisierung notwendig ist.

15.7 Die Kraft im Nein – Grenzen setzen lernen

Diese Idee ist für Menschen hilfreich, die oft zu viel des Guten tun, die nicht Nein sagen können, die in der Arbeit oder im Freundeskreis zu viel Pflichten übernehmen und sich quasi selbst aufopfern.

Sie könnten ein Nein-Tagebuch ausprobieren, indem Sie sich vornehmen, täglich mindestens einmal Nein zu sagen. In der ersten Spalte ist die Situation vermerkt. In der zweiten Spalte steht: „Wie habe ich Nein gesagt?" In der dritten Spalte notieren Sie: „Welche Auswirkungen hatte es, dass ich Nein gesagt habe?" Und in der vierten Spalte steht: „Warum war es gerechtfertigt, Nein zu sagen?"

Menschen, die zu wenig Nein sagen, empfinden oft, dass sie zu viel tun und es ungerecht ist, dass andere ihnen nicht ebenso viel zurückgeben, wie sie selbst zu geben bereit sind.

Zur Begründung, warum ein Nein gerechtfertigt ist, ist es oft hilfreich, sich zu vergegenwärtigen, dass erwachsene Beziehungen auf Augenhöhe stattfinden und aus einem Geben und Nehmen bestehen. Auch in hierarchischen Arbeitsbeziehungen darf man Nein sagen, wenn von einem zu viel gefordert wird oder man ungerechterweise einen zu großen Teil von Arbeit aufgebürdet bekommt, die eigentlich die Kolleg*innen mit erledigen sollten.

Umfassend anspruchsvoll darf nur der Säugling sein, deswegen heißt es ja auch: „Her majesty, the baby." Wenn die Kinder älter werden, sollten sie schon gelernt haben, mit ihrer Bedürfnisbefriedigung zu warten, kleinere und später auch größere Beiträge zur Ordnung und Funktion des Haushalts- und Familienlebens beizutragen, die Geschwister mitzuberücksichtigen, sich selbstständig an- und auszuziehen usw.

Wenn wir die Kraft des Neins üben, müssen wir uns vergegenwärtigen: „Ich muss nicht immer alles machen müssen." Wenn wir uns unsicher sind, ob diese Einschätzung gerechtfertigt ist, können wir uns mit Freund*innen oder mit dem/der Selbsthilfetandempartner*in austauschen, wie er oder sie das Ganze sieht. Es gibt in unserer Kultur durchaus Standards, was angemessen oder nicht angemessen ist und was man von jemandem erwarten kann. Geht das Eingeforderte allerdings darüber hinaus, besteht die Gefahr, ausgenutzt zu werden, und man müsste und sollte deutlich Nein sagen.

15.8 Was ich eigentlich wollte, aber stattdessen tat – soziale Interaktionen analysieren

Vielleicht gehören Sie zu den Menschen, die sich oft missverstanden fühlen und die die Erfahrung gemacht haben, dass, obwohl Sie Gutes wollen, es irgendwie immer schiefgeht und Sie anecken. Das kann so weit führen, dass sich andere Menschen von Ihnen abwenden oder nur noch gereizt und genervt reagieren. Sie verstehen hingegen nicht, warum die anderen Ihnen gegenüber so zurückhaltend sind oder sogar den Kontakt abbrechen. Hier könnte erneut ein Teufelskreis vorliegen, und zwar in dem Sinne, dass Sie es zwar gut meinen, aber das, was Sie gut meinen, nicht in angemessener Weise „rüberbringen" können.

Um den Ursachen hierfür auf die Spur zu kommen, ist es zunächst wichtig, sich einmal Folgendes zu vergegenwärtigen: „Wenn ich mir etwas wünschen könnte, was hätte ich gerne von den anderen?" Das könnten z. B. Lob, Anerkennung und Zuwendung sein. Vielleicht würden Sie sich auch wünschen, dass andere Lust haben, Zeit mit Ihnen zu verbringen, dass sie ihnen zeigen, dass sie Sie mögen und Sie dazugehören.

Dann können Sie sich im zweiten Schritt fragen: „Was erwarte ich, wie die anderen reagieren?" Oft befürchtet man – zumindest, wenn man ganz genau nachspürt –Ablehnung oder Zurückweisung. Auf jeden Fall ist man sich eher unsicher, ob man von den anderen das bekommt, was man will.

Im nächsten Schritt sollten Sie Ihr Verhalten näher untersuchen: „Wie sieht mein Verhalten von außen aus?", vielleicht auch mit der Frage: „Wie schütze ich mich davor, dass ich mit meinem Wunsch vermutlich zurückgewiesen werde? Wie schütze ich mich davor, dass ich von anderen abgelehnt werde?" Vielleicht erkennen Sie bei genauerer Betrachtung, dass Sie manchmal etwas zu viel oder zu harsch fordern oder umgekehrt manchmal gar nichts fordern. Vielleicht treten sie, um sich zu schützen, aggressiver, energischer oder im Gegenteil zurückgenommener, schweigsamer, reservierter und stiller auf, als Sie es eigentlich möchten und es auch gut wäre.

Nun kommt der letzte Schritt: „Wie reagieren die anderen?" Meistens werden Sie feststellen, dass die anderen genauso reagieren, wie Sie es eigentlich befürchtet haben. Sie sind enttäuscht darüber, dass die anderen sich nicht über das Angebot freuen, die Ratschläge nicht als Hilfe, sondern als Bevormundung erleben, Einladungen nicht annehmen, auf einmal keine Zeit haben und irgendwie unterschwellig genervt und ablehnend sind.

Das Ganze stellt sich als eine Form der sich selbst erfüllenden Prophezeiung (= Vorhersage) heraus. Da ich von vornherein etwas Negatives befürchte, schütze ich mich durch Angriff oder Rückzug. Die anderen reagieren dann entsprechend nicht auf meinen eigentlichen Wunsch (oft nach Nähe oder Anerkennung), sondern auf meinen Angriff oder Rückzug, und zwar mit Gegenangriff, Abwertung meiner Person oder Abwendung. Damit habe ich dann genau das hervorgerufen, was ich anfangs befürchtet hatte.

Diese Kette lässt sich nur durchbrechen, wenn Sie sich in den Situationen von vorneherein anders verhalten. Zum besseren Verständnis solcher Situationen wäre es ideal, wenn Sie im Selbsthilfetandem arbeiten würden. Der/die Tandempartner*in kann Ihnen vielleicht aus Ihrer bisherigen Zusammenarbeit schon einige Hinweise geben, wie Sie auf andere wirken könnten, ohne dass Sie so wirken wollen! Sie könnten dann gemeinsam überlegen, was Sie an Ihrem Verhalten anderen gegenüber verbessern könnten

Teil III

Wenn Selbsterfahrung und Selbsthilfe nicht ausreichen: Unterstützung durch Psychotherapie

16

Professionelle Hilfe für die Seele – Erkennen, Verstehen, Hilfe finden

Bis hierher ging es in diesem Buch oft um etwas, das man noch selbst in die Hand nehmen kann, um das Verstehen, Übungen, kleine Experimente und neue Gewohnheiten. Für viele Menschen reicht das tatsächlich ein gutes Stück weit aus. Aber manchmal wird aus „Ich bin gerade belastet" ein Zustand, der nicht mehr weggeht. Man merkt: Es wird enger statt weiter. Man kann sich noch so sehr anstrengen, der Alltag wird trotzdem kleiner. Irgendwann taucht dann die Frage auf, die viele lange vermeiden: *„Ist das noch normal – oder brauche ich professionelle Hilfe?"*

Dieses Kapitel soll Ihnen dabei helfen, nüchtern einzuschätzen, ob Sie professionelle Unterstützung benötigen. Es gilt dabei, die Extreme zu vermeiden, also weder zu dramatisieren noch zu bagatellisieren, sondern sich klarzumachen: *„Woran erkenne ich erhebliche Krankheitswertigkeit? Und was sind dann sinnvolle nächste Schritte?"*

Im Folgenden schließen sich Übersichtsdarstellungen und eine Checkliste für das Vorliegen ernsthafter und unbedingt behandlungsbedürftiger Symptome und Störungen an, damit eine schnelle Orientierung möglich ist. Überblättern Sie ruhig das, was Sie nicht interessiert.

Ein wichtiger Punkt vorweg: In Deutschland ist Psychotherapie für gesetzlich Versicherte grundsätzlich eine Kassenleistung. Das ist international tatsächlich eher ungewöhnlich und ein großer Vorteil unseres Systems. Wenn Medikamente sinnvoll werden (z. B. bei schwerer Depression, bestimmten Angst- oder Zwangsstörungen, Psychosen oder schweren Suchterkrankungen), sind Psychiater*innen oder entsprechend kundige Hausärztin/-ärzte die passende medizinische Ergänzung, während in der Psychotherapie meist langfristige Veränderungsarbeit geleistet wird.

G. Zarbock, *„Hallo, wie geht es mir?"*, https://doi.org/10.1007/978-3-662-72894-9_16

16.1 Wann Selbsthilfe nicht mehr reicht: 7 Warnzeichen

Sie müssen nicht erst „ganz unten" sein, um Hilfe zu suchen. Oft reicht schon eines dieser Zeichen, um zu sagen: Jetzt ist Unterstützung sinnvoll:

1. *Dauer:* Es hält seit Wochen an (typisch: länger als 4 bis 6 Wochen deutlich ausgeprägt oder schleichend immer mehr zunehmend).
2. *Leidensdruck:* Es ist nicht nur unangenehm, sondern quält und dominiert das ganze sonstige Leben.
3. *Funktionseinbruch:* Arbeit, Studium, Haushalt, Beziehung – ein oder mehrere Bereiche des Lebens brechen ein oder weg.
4. *Vermeidung/Einengung:* Ihr Leben wird stetig kleiner, einsamer, ärmer (mehr Rückzug, weniger Kontakt, mehr Absagen, mehr Scheitern).
5. *Kontrollverlust:* Sie merken: „Ich kann das nicht mehr steuern." Hierzu gehören z. B. Panik, Verwahrlosung, Antriebsverlust, Zwang, Konsum, Streit, Gewaltausbrüche.
6. *Körper und Schlaf:* Der Appetit verschwindet oder wird übermäßig, Ihre Energie sinkt, es herrscht Antriebslosigkeit. Sie haben starke körperliche Stresssymptome. Sie können schwer einschlafen, wachen mehrfach die Nacht auf, sind morgens wie gerädert.
7. *Mein Umfeld kippt:* Andere tragen das nicht mehr mit, helfen und unterstützen Sie nicht mehr, sondern sind dauerhaft genervt, erschöpft, ziehen sich zurück oder die Konflikte eskalieren.

Wichtig: Selbst- oder Fremdgefährdung sind immer ein Grund für notwendige Hilfe von außen (ärztlicher Notdienst/sozial-psychiatrischer Krisendienst, stationäre Aufnahme).

Hierzu gehören intensive Selbstmordfantasien oder schon konkrete Planungen und Vorbereitungen zur Selbsttötung, schwere Selbstverletzung, Gewaltimpulse gegenüber anderen Menschen, Verwirrtheitszustände, Verwahrlosung (sich nicht mehr waschen, keine Wäschewechsel mehr, Müllberge in der Wohnung, nicht abgewaschenes Geschirr), dauerhafte Intoxikation (alkoholischer oder sonstiger Dauerrausch) oder anderes exzessives Suchtverhalten wie Spielsucht (rund um die Uhr und ohne Pause im Netz beim Gaming).

16.2 Depression und Suizidalität

Depression ist nicht einfach „schlechte Laune". Es ist eher so, als würde jemand die Welt dauerhaft auf „grau" stellen – und gleichzeitig den inneren Motor abklemmen.

Viele beschreiben den Zustand der Depression mit folgenden Aussagen:

* „Ich komme nicht hoch."
* „Alles ist anstrengend."
* „Ich fühle mich leer."
* „Ich funktioniere nur noch, ohne wirklich da zu sein."

Ein Warnzeichen ist, wenn nicht nur die Stimmung sinkt, sondern auch

* *alle Freude* verschwindet (auch bei Dingen, die sonst gut tun),
* der *Antrieb* wegbricht,
* der *Selbstwert* kippt („Ich tauge nichts"),
* *Schuld* und *Grübeln* dominieren („Ohne mich wären alle besser dran"),
* der *Schlaf* dauerhaft gestört ist.

Wann ist professionelle Hilfe dringend?

* Wenn Sie oft *an den Tod denken*, sich innerlich verabschieden, oder schon konkrete Vorbereitungen zum Freitod treffen
* Wenn Sie *nicht mehr essen*, nicht mehr schlafen, nicht mehr aufstehen
* Wenn Sie *verwahrlosen*, kaum noch Körperpflege schaffen
* Wenn Sie merken: *„Ich bin eine Gefahr für mich."*

Hier gilt: Nicht allein damit bleiben.

Fallbeispiel: Wenn alles grau wird

Herr K. sitzt in seiner Küche. Es ist Samstag. Früher war Samstag sein Lieblingstag. Heute fühlt er … nichts. Der Kaffee schmeckt nach nichts. Das Radio läuft, aber es erreicht ihn nicht. „Ich bin einfach müde", sagt er. Aber er ist nicht nur müde. Er ist leer. Seit Wochen schläft er schlecht. Morgens kommt er kaum aus dem Bett. Dinge, die früher selbstverständlich waren –

Duschen, Einkaufen, Antworten –, fühlen sich jetzt an wie Bergsteigen. Seine Frau sagt: „Reiß dich doch mal zusammen." Er weiß selbst nicht, warum das nicht geht.

Depression ist weder Faulheit noch Willensschwäche. Sie ist ein Zustand, in dem Antrieb, Freude und Selbstwert gleichzeitig absinken. Manchmal kommen Gedanken dazu wie: „Es wäre für alle besser, wenn ich nicht mehr da wäre." Oder: „Ich halte das nicht mehr aus. Es soll vorbei sein." Hier endet Selbsthilfe.

Erster Schritt

- Hausärztliche Abklärung
- Psychotherapeutische Sprechstunde
- Bei akuten und drängenden Suizidimpulsen und -absichten: sich selbst einweisen oder einweisen lassen, Krisendienst der stationären Psychiatrie

Auch schwere Depressionen sind behandelbar. Aber sie braucht fast immer professionelle Unterstützung.

16.3 Angststörungen

Angst ist an sich gesund. Sie warnt, mobilisiert und schützt. Das Problem beginnt, wenn Angst nicht mehr zur Situation passt, also irrational ist und Ihr Leben organisiert.

Typisch ist Folgendes:

- Panikattacken (Herzrasen, Atemnot, Schwindel, Todesangst)
- Ständiges Sorgenkarussell („Was wäre, wenn …")
- Phobien (z. B. Enge, Höhen, Menschenmengen)
- Soziale Angst (Angst vor Bewertung/Blamage, Ablehnung)

Das Hauptmerkmal, an dem man den Krankheitswert erkennt, ist nicht die Angst selbst – sondern die *Vermeidung*: Sie vermeiden Orte, Menschen, Gespräche, Termine, Verkehrsmittel, Situationen. Und Ihr Leben wird kleiner und kleiner und kleiner …

Wann reicht Selbsthilfe nicht?

* Wenn Sie regelmäßig etwas Bestimmtes vermeiden und Ihr Radius schrumpft
* Wenn Panikattacken Sie so verunsichern, dass Sie dauernd eine Absicherung/Sicherheit organisieren
* Wenn Sie Alkohol/Beruhigungsmittel nutzen, um die Angst zu dämpfen (das kippt oft in Abhängigkeit)
* Wenn Sie wegen Angst immer wieder oder länger als sechs Wochen am Stück arbeitsunfähig sind

Fallbeispiel: Wenn die Angst das Steuer übernimmt

Frau S. vermeidet inzwischen den Supermarkt. Beim letzten Mal wurde ihr schwindelig, das Herz raste, sie dachte, sie stirbt. Seitdem plant sie ihre Wege genau – immer in der Nähe eines Ausgangs, nie allein. Und immer begleitet von der Frage: „Was, wenn es wieder passiert?"

Angst wird dann problematisch, wenn sie nicht mehr warnt, sondern regiert. Typisch ist nicht nur die Angst selbst, sondern die *Vermeidung*. Der Radius des Lebens wird immer kleiner, soziale Kontakte werden weniger. Die vermeintliche Sicherheit wird zur Hauptbeschäftigung.

Erster Schritt

* Hausärztliche Abklärung
* Psychotherapeutische Sprechstunde
* Expositionsorientierte Therapie (nicht nur Beruhigung!)

Angst wird nie durch Vermeidung kleiner. Sie wird durch professionelle Begleitung besser konfrontierbar.

16.4 Zwangsstörungen

Zwang ist meist das Gegenteil von Freiheit. Man weiß oft selbst: „Das ist übertrieben und eigentlich Unsinn." Trotzdem fühlt es sich an, als müsste man es tun – sonst passiert etwas Schlimmes oder etwas „fühlt sich unerträglich falsch an".

Zwänge können auftreten als

- *Zwangsgedanken* (aufdringlich, erschreckend, peinlich mit aggressiven sexuellen und gotteslästerlichen Inhalten),
- *Zwangshandlungen* (Kontrollieren, Waschen, Ordnen, Wiederholen, Rituale),
- *mentale Rituale* (Zählen, Beten, inneres Neutralisieren durch Formeln).

Typische Warnsignale: Sie verlieren viel Zeit, Sie sind erschöpft und Sie schämen sich so sehr, dass Sie niemandem davon erzählen.

Wann ist eine Therapie angezeigt?

- Wenn Zwänge täglich auftreten und Zeit fressen (mehr als eine halbe Stunde am Tag)
- Wenn Beziehungen leiden („Beeil dich endlich!", „Du übertreibst, lass mich in Ruhe!")
- Wenn Sie sich isolieren, um Rituale oder Zwänge zu verstecken
- Wenn Sie merken: *„Ich komme da allein nicht raus."*

Zwang ist ein Bereich, in dem gute Therapie sehr wirksam sein kann, aber sie braucht meist entschiedene Struktur und Anleitung beim Kampf gegen den Zwang!

Fallbeispiel: „Was wäre, wenn?" – und kein Ende in Sicht

Herr M. kontrolliert jeden Abend die Haustür – ein Mal reicht nicht, zwei Mal auch nicht. Er weiß, dass sie abgeschlossen ist. Aber das Gefühl sagt etwas anderes. „Nur noch einmal", denkt er. Eine Stunde später steht er immer noch da und kontrolliert.

Zwang ist nicht Unsinn, ein Zwang ist ein verzweifelter Versuch, innere Spannung zu reduzieren. Doch je öfter man dem Zwang nachgibt, desto stärker wird er. Und wie eine Schlingpflanze kann er das gesamte übrige Leben erwürgen.

Erster Schritt

- Spezialisierte Psychotherapie (Exposition mit Reaktionsverhinderung)
- Bei schweren Zwängen gegebenenfalls psychiatrische Mitbehandlung (Medikamente können den Zwängen Kraft nehmen, sodass eine Psychotherapie möglich wird)
- Zwang ist gut behandelbar, aber selten schafft man es allein.

16.5 Suchtverhalten

Fast jedes Genussverhalten kann süchtig entgleisen: Alkoholkonsum, Spielen, Sexualität, Internet- oder Smartphonenutzung, Medikamentengebrauch (Schmerz-, Aufputsch-, Beruhigungsmittel). Dazu gehört natürlich auch der Konsum aller legalen und illegalen Drogen wie Nikotin, Cannabis, Heroin, Amphetaminen.

Wann bezeichnen wir etwas als süchtig entgleist?

- Wenn wir immer öfter die Kontrolle verlieren, also nicht mehr aufhören konnten, obwohl wir es eigentlich wollten
- Wenn wir die Dosis immer mehr steigern müssen, um die gleiche Wirkung zu erzielen
- Wenn wir oft ein Craving, ein heftiges Verlangen, nach dem Konsum haben
- Wenn wir Entzugssymptome (Unruhe, Ängstlichkeit, Schwitzen, Reizbarkeit, Zittern) bekommen, nachdem die Wirkung des Konsums nachgelassen hat oder kein neuer Konsum möglich ist
- Wenn gesundheitliche, soziale und finanzielle Schäden eintreten
- Wenn wir trotz gesundheitlicher, sozialer und finanzieller Schäden nicht mit dem Konsum aufhören können

Fallbeispiel: Alkoholabhängigkeit

Frau C. ist 42 Jahre alt, berufstätig und hat zwei Kinder, von außen betrachtet „funktioniert alles". Sie beschreibt sich selbst als belastbar, organisiert und verlässlich – jemand, auf den man sich verlassen kann. Wenn man genauer nachfragt, zeigt sich jedoch ein anderes Bild. Ihr Alltag ist dicht, oft eng getaktet, und es gibt kaum Momente, in denen sie wirklich zur Ruhe kommt. Abends, wenn endlich alles erledigt ist, entsteht häufig eine Leere, die sie schwer aushalten kann. Angefangen hat es harmlos: ein Glas Wein am Abend, um „runterzukommen". Sie beschreibt es so: „Das war mein Moment. Endlich nichts mehr müssen." Mit der Zeit wurde aus diesem einen Glas eher beiläufig ein zweites. Es half ja. Es machte den Übergang vom Tag in den Abend leichter, den Kopf ruhiger, den Körper weicher.

In belastenden Phasen – wenn es bei der Arbeit schwierig war oder es Konflikte in der Familie gab, merkte sie, dass sie früher zum Alkohol griff. Ziel war es nicht, sich zu betrinken, sondern etwas zu regulieren, das sie anders kaum erreichen konnte. Schlafen ohne dieses Ritual wurde schwieriger. Abschalten ohne dieses Ritual fühlte sich unvollständig an. Und irgendwann tauchte ein Gedanke auf, der ihr selbst nicht gefiel: *„Ohne geht es heute irgendwie nicht."* Das war kein dramatischer Einschnitt, kein klarer Wendepunkt, eher eine leise Verschiebung. Genau hier liegt oft der entscheidende Übergang: Nicht der Konsum an sich ist das Problem, sondern die Funktion, die er übernimmt.

Was als hilfreiches Mittel beginnt, wird nach und nach zu etwas, das gebraucht wird – nicht mehr als Option, sondern als Voraussetzung dafür, sich überhaupt noch regulieren zu können. Frau C. war zu diesem Zeitpunkt noch nicht „offensichtlich süchtig", aber sie hatte die Schwelle überschritten, an der aus Nutzung eine Notwendigkeit wird. Genau das ist der Moment, an dem es sinnvoll wird, genauer hinzuschauen.

Fallbeispiel: Smartphoneabhängigkeit (nicht stoffgebundene Sucht)

Frau L., 29 Jahre, arbeitet im Marketing. Nach außen wirkt sie strukturiert und erfolgreich. Ihr Smartphone nutzt sie zunächst vor allem für die Arbeit und für Kontakte mit Freundinnen und Freunden. Mit der Zeit beginnt sie jedoch, es immer häufiger auch zur Entspannung zu verwenden: „Nur kurz durchscrollen, um runterzukommen." Abends liegt sie oft länger im Bett und schaut sich Videos oder Social-Media-Beiträge an, obwohl sie müde ist. Sie nimmt sich vor, „gleich aufzuhören", bleibt aber regelmäßig deutlich länger online (*Kontrollverlust*). Die Nutzungszeit steigt über Monate hinweg (*Toleranz*). Wenn sie das Handy nicht griffbereit hat oder bewusst weglegt, wird sie unruhig und gereizt (*Entzugssymptome*). Immer wieder verspürt sie ein starkes Bedürfnis, nachzusehen, ob neue Nachrichten oder Inhalte da sind (*Craving*). Inzwischen leidet ihr Schlaf, sie ist tagsüber erschöpft, und es kommt zu Konflikten mit ihrem Partner, weil sie häufig „nicht richtig da" ist (*negative soziale und gesundheitliche Folgen*). Trotzdem fällt es ihr schwer, die Nutzung dauerhaft zu reduzieren (*Weitergebrauch trotz Schäden*).

Hier zeigt sich: Nicht die Nutzung an sich ist schon entscheidend, sondern die Funktion. Das Smartphone wird vom Werkzeug zur notwendigen Strategie, um innere Unruhe, Stress oder Leere zu regulieren. Genau an diesem Punkt beginnt das problematische Suchtverhalten.

Wie Sucht beginnt

Sucht beginnt selten mit dem Vorsatz: „Ich will süchtig werden." Sucht beginnt oft schleichend: „Damit kann ich abschalten", „Damit schlafe ich", „Damit halte ich das aus", „Damit fühle ich mich wenigstens kurz normal." Ein guter Marker ist der Moment, bei dem aus Nutzung *Regulation* wird und aus der Regulation eine *Notwendigkeit*, auf die nicht mehr verzichtet werden kann.

Wann ist eine Therapie angezeigt?

Die World Health Organization (WHO) hat mit dem *ASSIST* (Alcohol, Smoking and Substance Involvement Screening Test) ein Screening entwickelt, um das Risiko durch Substanzkonsum (Alkohol, Tabak, Cannabis etc.) einzuschätzen. Die Ergebnisse werden typischerweise in geringes, mittleres und hohes Risiko eingeordnet. Im Anhang finden Sie hierzu den Link zu dem Screeningtest (s. Abschn. 19.6).

Gerade bei Sucht ist der Punkt wichtig: *Allein gegen das eigene Belohnungssystem und den Suchtdruck zu kämpfen ist extrem schwer.* Das ist kein Charakterproblem, sondern Biologie plus Gewohnheit plus Stressbewältigung. Hilfe ist hier keine Niederlage, sondern klug.

16.6 Persönlichkeitsprobleme

Dieser Begriff ist heikel, weil er schnell wie ein Etikett klingt. Gemeint ist in diesem Selbsterfahrungsbuch etwas Einfacheres: wenn sich bestimmte Beziehungs- und Selbstmuster in verschiedenen Lebensbereichen über Jahre immer wieder wiederholen und Leid erzeugen.

Typisch sind z. B. folgende Probleme:

* Chronische Konflikte oder häufige Beziehungsabbrüche
* Extreme Empfindlichkeit gegenüber Kritik mit anschließenden Wutausbrüchen, Trennungsdrohungen oder Selbsttötungsfantasien („Dann mache ich eben Schluss")
* Starke Angst vor Nähe, die als erdrückend erlebt wird oder das eigene Selbstgefühl bedroht („nicht mehr man selbst sein") oder ständige und intensive Angst vorm Verlassenwerden
* Impulsives Verhalten, das man später bereut („Wie konnte ich nur?")

- Starke innere Leere oder Identitätsunsicherheit („Ich weiß gar nicht, wer ich bin, wo ich hingehöre")
- Dauerhafte Schuldgefühle, Scham oder Wut, die schwer zu regulieren sind

Hier ist Selbsthilfe oft nur begrenzt wirksam, weil es nicht um einen einzelnen „Trick" geht, sondern um *tief und lang eingeübte Regulations- und Beziehungsmuster*. Genau dafür ist Psychotherapie gemacht.

Wann ist eine Therapie angezeigt?

- Wenn Sie sich selbst und andere immer wieder in ähnliche Dynamiken bringen
- Wenn das Umfeld „nicht mehr kann" (Partner*in, Familie, Arbeit) und dort Schäden drohen (Kündigung, Trennung, Vereinsamung)
- Wenn Sie sich zunehmend isolieren oder das Gefühl haben: „Ich bin falsch."
- Wenn Sucht, Selbstverletzung, Gewalt oder eine Essstörung als „Regulation" dazukommt

Erster Schritt

- Hausärztliche Abklärung: Körperliches (Schilddrüse, chronische Entzündungen, Herz-Kreislauf, Mangelzustände, Schlaf, Medikamentennebenwirkungen) mitprüfen.
- Psychotherapeutische Sprechstunde: Einschätzung, Diagnose, Empfehlung.

„Hallo, wie geht es mir?" – Der Ernsthaftigkeitscheck

Beantworten Sie diese Fragen ehrlich, ohne sich überzeugen zu wollen:

- Wird mein Leben immer kleiner und ärmer?
- Halte ich und halten meine Bezugspersonen das noch Monate und Jahre so aus?
- Habe ich noch die Kontrolle – oder steuert es mich?
- Bin ich noch in Beziehung – oder schon im Rückzug?
- Gibt es den Gedanken, dass ich nicht mehr leben will?
- Würde ich einem Freund/einer Freundin in meiner Lage raten, Hilfe zu holen?

Wenn Sie bei mehreren Fragen innerlich nicken, dann ist die Richtung klar: *Jetzt ist nicht „Zusammenreißen" dran. Jetzt ist „Unterstützung holen" dran.*

16.7 Abschließende Anmerkung

Selbsterfahrung ist erhellend, macht uns „weiser" und empathischer und kann uns auch verändern. Wir lernen, den „Balken im eigenen Auge zu sehen, nicht nur den Splitter im Auge des Nächsten". Liegen Störungen von Krankheitswert vor, kann Selbsthilfe bereits ausreichen, sofern sich innerhalb einiger Wochen zeigt, dass es funktioniert. Funktioniert es aber nicht, können Selbsterfahrung und Selbsthilfe keinesfalls eine notwendige Therapie ersetzen!

Psychotherapie ist kein Zeichen von Schwäche, sondern von Verantwortungsübernahme. Eine erste psychotherapeutische Sprechstunde bei einer Psychotherapeutin dient auch der Einschätzung, welche Störung vorliegt, wie stark diese bei Ihnen ausgeprägt ist und was Sie am besten dagegen tun können.

Vielleicht ist der mutigste Satz in diesem Buch daher nicht: „Ich schaffe das allein." Sondern: *„Ich brauche Unterstützung."*

17

Gut vorbereitet in die Therapie gehen

Die bisherigen Kapitel haben Hinweise und manchmal auch Übungsvorschläge dafür gegeben, wie man sich selbst bei seelischen Problemen und auch leichten psychischen Störungen helfen kann. Manchmal spitzen sich Dinge aber krisenartig zu und man kann sich wirklich beim besten Willen nicht mehr selber helfen.

Dann ist für die sogenannte Entaktualisierung einer Krise der Gang in die psychiatrische Klinik hilfreich. Hier stehen Tag und Nacht erfahrene Psychiater*innen, Therapeut*innen und Krankenpfleger*innen zur Verfügung, die Ihnen helfen können. Dies gilt besonders dann, wenn Sie Sorge haben, sich das Leben zu nehmen oder wenn Sie quälende Stimmen hören, die Sie kommentieren, oder wenn Sie manisch getrieben überhaupt keine Ruhe mehr finden. Bei manchen psychischen Störungen fällt es Partner*innen, Familienmitgliedern, Nachbarn und Freund*innen auf, dass Sie dringend Hilfe bedürfen. In diesem Fall sollten Sie sich helfen lassen und in der psychiatrischen Klinik vorstellen.

Unter der Woche sind auch alle Fachärzte/-ärztinnen für Psychiatrie und Psychotherapie zu ihren Praxiszeiten zur Notfallversorgung verpflichtet. Wenn es etwas mehr Zeit hat, können Sie sich unter der Telefonnummer 116117 bei der Kassenärztlichen Vereinigung innerhalb von zwei bis vier Wochen (je nach Dringlichkeit) einen Termin in psychotherapeutischen oder psychiatrischen Praxen holen.

Auch Ihre Hausärztin oder Ihr Hausarzt ist in Krisensituationen und für die Abklärung eine gute Anlaufstelle. Sie/er kann in einem ersten Schritt auch einmal untersuchen, ob es vielleicht organische Ursachen für Ihren

G. Zarbock, *Hallo, wie geht es mir?*, https://doi.org/10.1007/978-3-662-72894-9_17

Antriebsverlust, Ihre übersteigerten Ängste oder Ihre diffusen Schmerz-zustände gibt. Hierfür wird er ein großes Blutbild anfertigen, ein Ruhe- und vielleicht auch Belastungs-EKG (EKG = Elektrokardiogramm) oder ein 24-Stunden-EKG schreiben und andere Untersuchungen durchführen, die dazu dienen, auszuschließen, dass Ihre psychischen Befindlichkeiten primär organische und körperliche Ursachen haben.

Auch kennt Ihre Hausärztin/Ihr Hausarzt idealerweise die meisten der psychischen Störungen und deren Symptome und kann daher weitere geeignete Maßnahmen vorschlagen. Bisweilen gehört dazu auch eine medikamentöse Unterstützung. Eine leider oft übliche schnelle Verordnung von Medikamenten bei leichter bis mittlerer Ausprägung von Störungen kann allerdings Nachteile für die Psychotherapie haben, da dann immer unsicher ist, was wirkt: die Medikamente oder die Psychotherapie. Auch beim späteren Absetzen der Medikamente können Absetzsymptome wegen der körperlichen Gewöhnung entstehen, die es dann schwerer machen, sich wieder von der Medikation zu entwöhnen. Bei schwerer Symptomatik hingegen können Medikamente oft eine spürbare Erleichterung bringen. Manchmal machen sie Psychotherapie auch erst möglich.

Vermutlich kennt Ihre Hausärztin/Ihr Hausarzt durch seine vielen Patient*innen und die sogenannten Konsiliarberichte vor einer Psychotherapie auch einige Psychotherapeut*innen, die er Ihnen empfehlen kann. Zusätzlich möchte ich Ihnen aus meiner langjährigen Praxiserfahrung einige Hinweise geben, die den Gang zur Psychotherapeutin/zum Psychotherapeuten erleichtern können und die Ihnen einige Orientierungen darüber geben, was Sie dort erwartet.

17.1 Wunder dauern etwas länger

In der psychotherapeutischen Praxis können Sie in der Regel keine schnelle Soforthilfe erwarten. Manche Patient*innen erfahren nach ein bis zwei Gesprächen eine sofortige Entlastung, wenn die Psychotherapeutin/der Psychotherapeut Ihnen mitteilen kann, dass die Störung bekannt ist (z. B. als depressive Episode, als Panikstörung, als Zwangsstörung oder als posttraumatische Belastungsstörung) und dass Sie eben nicht „verrückt" oder total die Kontrolle über sich verlieren werden. Auch kann es für Patient*innen sehr entlastend sein, wenn nach ein bis vier Stunden schon mögliche Ursachen der Störung herausgearbeitet werden können.

Es wird aber auch Konstellationen geben, in denen sich Therapeut*innen nicht ganz sicher sind. Vielleicht können sie Ihnen auch persönlich aufgrund ihrer nur eingeschränkten Erfahrungen oder in Bezug auf Ihren speziellen Fall nicht hinreichenden Erfahrungen nicht helfen, sodass die Problemstellung und die Fragen und Wünsche, die Sie mitbringen, nicht gelöst werden. Dann werden Sie an andere Kolleg*innen verwiesen oder erhalten gegebenenfalls auch eine Empfehlung zur stationären Behandlung.

Eine stationäre Behandlung ist immer dann indiziert, wenn Selbst- oder Fremdgefährdung vorliegt, wenn Sie also daran denken, sich selbst etwas anzutun, oder aber so schnell und intensiv „ausrasten", dass Sie andere bedrohen oder sogar körperlich schädigen. Eine stationäre Therapie ist auch dann wichtig, wenn Sie eine Suchterkrankung haben, wenn Sie also in großen Mengen Alkohol oder Cannabis, Kokain, Heroin etc. konsumieren und das Ganze schon zu Schäden geführt hat.

Wenn es möglich ist, dass die Psychotherapeutin/der Psychotherapeut Ihnen ein Therapieangebot machen kann, ist vielleicht die nächste Enttäuschung, dass es eine längere Wartezeit gibt, Sie also nicht sofort loslegen können. Die Wartezeit kann von einigen Wochen bis zu mehreren Monaten andauern. Vielleicht kann dann gerade dieses oder ein anderes Selbsthilfebuch diese Wartezeit überbrücken helfen.

17.2 Therapeut*innen sind auch nur Menschen

Therapeut*innen sind keine Alleskönner und vor allen Dingen auch keine besseren oder glücklicheren Menschen als der Durchschnitt. Sie haben sich oft schon relativ früh in ihrem Leben für einen Beruf entschieden, der das psychische und weiter gefasst seelische Leiden des Menschen in den Mittelpunkt stellt. Aus Untersuchungen ist bekannt, dass Psychotherapeut*innen das oft auch tun, um sich selbst besser zu verstehen oder um Situationen aus ihrem eigenen Leben besser verstehen und bewältigen zu können. In der Regel sind also Psychotherapeut*innen (anders als es die zahlreichen TV-Arztserien vielleicht vermuten lassen) nicht strahlende Sieger*innen, keine Lichtgestalten und attraktiven Heldinnen und Helden, sondern Menschen wie Du und ich, die sich aufgrund ihrer Lebenserfahrung und vielleicht auch ihrer Fertigkeiten und Stärken für einen helfenden Beruf im Bereich des psychischen und psychisch-körperlichen Leidens entschieden haben.

Eine Psychotherapeutin/ein Psychotherapeut muss Ihnen nicht sonderlich sympathisch sein, darf Ihnen aber auch nicht sehr unsympathisch sein. Ich erinnere mich aus meiner eigenen Praxis an mehrere Fälle, in denen die Patient*innen deutlich reserviert waren und auf Nachfrage erklärten, dass ich sie zu sehr an ihren Vater erinnern würde, dass ich sogar den gleichen Namen trüge wie ihr Vater und auch mein ganzer Habitus so ähnlich wäre. Solche frühen negativen Reaktionen sollte man ernst nehmen und diese sind in der Regel ein Anlass, die Therapie nicht zu beginnen. Sie könnten natürlich auch eine Chance darstellen, diese Problematik einmal zu klären. Dies wäre aber nur dann der Fall, wenn die Patient*innen auf Nachfrage berichten, dass sie auch mit vielen anderen Menschen ähnlichen Alters oder ähnlicher Autorität dieselben Probleme hätten.

Da man aus der Forschung weiß, dass eine gute psychotherapeutische Beziehung den Therapieerfolg sehr viel leichter macht, sollten Sie darauf achten, dass Sie lieber weitersuchen, wenn Sie Vorbehalte gegen die Person des Therapeuten/der Therapeutin haben und diese Ihnen nicht hinreichend „liegt".

Psychotherapie braucht Geduld, insofern müssen auch die Psychotherapeut*innen nicht sofort alles genau wissen. Sie sollten aber als Patient*in den Eindruck haben, dass den Therapeut*innen daran gelegen ist, gemeinsam mit Ihnen herauszufinden, was das Problem ist, wo die Ursachen liegen und welche (hilfreichen) Ziele zu formulieren sind. Auch über den Weg, diese Ziele zu erreichen (durch verstehende Gespräche, durch Übungen, durch Bewältigung negativer vergangener Erfahrungen oder durch Betonung aktueller Lebensprobleme und deren Bewältigung), sollte Einigkeit herrschen.

Die Frage, welche Therapieform (Verhaltenstherapie, systemische Therapie, tiefenpsychologische Therapie, Psychoanalyse) die beste ist, lässt sich nicht einfach beantworten. Aus wissenschaftlicher Sicht ist keine Therapie der anderen eindeutig überlegen. Es gibt also keine Therapieform, die immer und in jedem Fall die deutlich besseren Ergebnisse bringt. Deutlich gezeigt hat sich aber, dass es anscheinend Therapeut*innen gibt, die mit einer Vielzahl von Patient*innen gute Ergebnisse erzielen, während andere nur mit wenigen Patient*innen überhaupt gute Ergebnisse erzielen können. Daher ist es für Sie wichtig, dass die therapeutische Beziehung hinreichend stimmt. Ein Indiz hierfür könnte sein, dass Sie das Gefühl haben, gut mit Ihrer Therapeutin/ Ihrem Therapeuten zusammenarbeiten zu können, und Sie vielleicht schon in der ersten Stunde „beeindruckt" sind, wichtige Klärungen erfolgt sind, erste Aha-Erlebnisse aufgetreten sind oder Sie das Gefühl hatten: „Hier werde ich verstanden, wie ich wirklich bin."

Die wissenschaftliche Untersuchung verschiedener Therapieformen hat gezeigt, dass es folgende Faktoren gibt, die in jeder Therapie eine Rolle spielen und die wesentlich zur Gesundung des Patienten beitragen.

Förderung der Therapiemotivation und Aufbau einer positiven Hoffnung auf Veränderung

Die Therapeutin/der Therapeut sollte deutlich machen können, dass sich Therapie trotz aller Anstrengungen und vielleicht auch emotionalen Zumutungen lohnt und dass es Hoffnung gibt, die Störung bessern oder sogar ganz bewältigen zu können. Sie können sich also überprüfen, ob Sie mit einem solchen Gefühl aus der Therapie weggehen und ob es Ihnen beiden als Team gelungen ist, Therapie schon in den ersten Stunden als etwas erscheinen zu lassen, das sich lohnt und das tatsächlich mit Aussicht auf Besserung Ihrer Beschwerden unternommen werden kann.

Das therapeutische Bündnis

Wie oben schon angesprochen, ist es wichtig, dass Sie eine grundlegende Bindung zur Therapeutin/zum Therapeuten aufbauen können, dass sie oder er Ihnen hinreichend sympathisch ist und dass Sie ein Einverständnis darüber erzielen können, was mögliche Ziele der Therapie sind, wo Sie hinwollen und wie das Ganze ablaufen soll.

Welches Vorgehen soll gewählt werden: nur Gespräche oder auch Übungen, umfangreiche Vergangenheitsklärung oder Betonung der Gegenwart, eine kurze und vorher vereinbarte oder eine eher unbestimmte Zeitdauer der Therapie? Man hat auch herausgefunden, dass Therapeut*innen, die von ihrem eigenen Verfahren sehr überzeugt sind, bessere Ergebnisse erzielen.

Sollten Sie selbst bereits eine sehr konkrete Vorstellung zu dem Psychotherapieverfahren haben, das Sie gerne hätten, sollten Sie auch dafür sorgen, dass Sie dieses Psychotherapieverfahren erhalten. Man weiß, dass die Erwartungen des Patienten ein wesentlicher Faktor sind, der auch zum Erfolg führt. Wenn Sie z. B. eine langjährige Psychoanalyse erwarten und auch schon viel in dieser Hinsicht gelesen haben, dann aber eine kurze und zielorientierte Verhaltenstherapie angeboten bekommen, ist es eher unwahrscheinlich, dass die Therapie wirklich erfolgreich ist, da sie konträr zu Ihren Wünschen und Erwartungen steht. Das Gleiche gilt umgekehrt: Sie erwarten vielleicht, dass die Therapeutin oder der Therapeut „nach Ihnen sucht", auf Sie zukommt,

Probleme aktiv anspricht oder sogar erfragt und aus Ihnen „herauslockt". Ein solches Vorgehen werden Sie eher in der aktiveren Verhaltenstherapie finden als in der eher zurückgenommenen und abwartenden Psychoanalyse oder Tiefenpsychologie. Es kommt also auch darauf an, was Sie von der Psychotherapie erwarten und wünschen.

Einsicht und Erkenntnis

Jede Therapie wird Ihnen auch Erkenntnisse darüber vermitteln, wie Sie auf andere Menschen wirken, was Sie selbst dazu beitragen, dass es in Ihrem Leben nicht so rund läuft, und auch Einsicht darüber, wie bestimmte Erfahrungen und Erlebnisse aus Ihrer Biografie sich im Hier und Jetzt auswirken. Vielleicht erlangen Sie auch Einsicht darin, was hinter Ihren phobischen Ängsten steht, warum Sie immer zwanghaft kontrollieren müssen oder welchen Verlust Sie in Form einer Depression zu bewältigen versuchen.

Diese Einsichten und Erkenntnisse sind natürlich je nach Therapieschulen etwas unterschiedlich eingefärbt. Ähnlichkeiten der vermittelten Einsichten und Erkenntnissen wird es beispielsweise bei Therapeut*innen geben, die einen Ansatz verfolgen, der sich an der realen Biografie orientiert, also an Risiko- und Schutzfaktoren sowie Entwicklungsaufgaben, wie sie in diesem Buch vorgestellt werden.

Korrektive Erfahrungen

Diese Erfahrungen können mehr auf der Verhaltens- oder mehr auf der emotionalen Ebene liegen. Die grundlegende korrektive Erfahrung ist, dass Sie in der Psychotherapie einen Raum haben, in dem Sie gesehen werden und in dem Sie „die erste Geige spielen".

Die korrektive Erfahrung kann aber auch sein, dass die ängstlichen Befürchtungen nicht eintreffen, dass sie auf dem hohen Turm nicht umkippen oder dass das Unglück auch dann nicht eintritt, wenn Sie das zwanghafte Beschwörungsritual einmal unterlassen.

Eine korrektive Erfahrung kann auch darin bestehen, dass Sie über lange Zeit einen festen Rahmen haben, in dem Sie sich ohne große Beeinflussungsversuche des Therapeuten/der Therapeutin und vor allen Dingen ohne Aufgaben, Erwartungen und Übungsdruck aussprechen und somit die Möglichkeit haben, langsam Ihre eigene Wahrheit entdecken zu können.

Training in Realitätsprüfung

Daneben wurde herausgefunden, dass erfolgreiche Therapien immer so etwas wie ein kontinuierliches Training in Realitätsprüfung beinhalten. Realitätsprüfung meint: „Ist es wirklich so, wie ich denke? Ist es wirklich da in der Außenwelt oder ist es weitgehend durch meine subjektiven (und gegebenenfalls sehr verzerrten und einseitigen) Bewertungen bedingt?"

Hier kommen wir wieder zu dem Witz zurück, der den Titel des Buches bildet: „Hallo, wie geht es mir?" Die Realitätsprüfung ist in der Regel immer am besten mit einer Außenperspektive zu bewerkstelligen: „Wie sieht es jemand anderes?", „Wie kann ich meine eigenen Einschätzungen und Bewertungen mit dem abgleichen, was jemand anderes sieht?", „Gibt es da große Unterschiede? Falls ja – warum?"

17.3 Du bist gefragt – Therapie ist keine Seelenmassage

Manche Menschen gehen mit der stillen Hoffnung in die Therapie, die ungefähr so klingt: „Ich erzähle, der Therapeut versteht, und danach geht es mir besser." Das ist nicht falsch, aber es ist unvollständig. Therapie funktioniert weniger wie eine Massage, sondern eher wie eine Physiotherapie (Krankengymnastik). Bei der Massage liegen Sie still, und jemand anderes arbeitet an Ihnen. Bei Physiotherapie müssen *Sie* sich bewegen, üben, wiederholen – oft genau das, was erst unangenehm ist. Die/der Therapeut*in hilft Ihnen dabei, es richtig dosiert, sinnvoll und sicher zu tun.

Das mag vielleicht ernüchternd klingen, aber es ist die Haltung, die Ihnen am ehesten hilft, das Beste aus der Therapie herauszuholen. Diese Haltung ist sogar wissenschaftlich gut begründet: *Rollenanleitung*, also das klare „Einführen" in Rollen, Erwartungen („Was sollte ich tun, was nicht?") und typische Stolpersteine in der Therapie reduziert Therapieabbrüche und verbessert deren Ergebnisse.

Das kleine „Rollenanleitungsinterview" mit sich selbst

Bevor es um Techniken geht, lohnt sich vorab eine kurze Klärung:

1. *Warum bin ich hier, und was soll in 3–6 Monaten anders sein?*

   Woran würde ich im Alltag merken, dass es besser wird?

2. ***Was ist mein Muster, wenn es schwierig wird?***

Gehe ich im Alltag oft in Fight, Flight, Freeze oder Follow? Und wie zeigt sich das in Therapie?

- Werde ich „brav" und sage zu allem ja (Follow)?
- Diskutiere ich alles weg, vielleicht auch nur innerlich mit trotziger Gegenrede oder Zweifeln (Fight)?
- Schweige ich und „verschwinde" innerlich, indem ich alles nur vorbeirauschen lasse (Freeze)?
- Oder werde ich schnell meine Termine oder meine Hausaufgaben vergessen, da ich Wichtigeres zu tun habe oder es einfach nicht schaffe bei dem ganzen Stress (Flight)?

Was Sie tun können, um das Beste aus Ihrer Therapie herauszuholen

Auf jeden Fall müssen Sie Ihre Termine pünktlich wahrnehmen und sollten diese nur im Ausnahmefall absagen. Therapeut*innen können Ihnen, wenn die Absage nicht mindestens 24 h vorher erfolgt ist, ein Ausfallhonorar in Höhe von bis zu 80 % des Stundenhonorars in Rechnung stellen. Therapeut*innen haben in der Regel kein Wartezimmer, sodass sie dann einfach sagen können: „Der Nächste bitte", sondern haben die Zeit voll für Sie reserviert. Wenn Sie überraschend nicht kommen, können sie in der Regel nur Däumchen drehen und haben auch einen finanziellen Verlust, für den Sie dann geradestehen müssen. Wie streng dies geregelt wird, mag sich von Therapeut*in zu Therapeut*in unterscheiden.

Das Gleiche gilt für Urlaubsregelungen. Manche Therapeut*innen erwarten, dass gerade bei mehrjährigen Therapien die Urlaube aufeinander abgestimmt werden, weil Ihre Stunde sonst frei bleiben würde, wenn Sie im Urlaub sind. Bei Therapeut*innen, die flexiblere Stunden haben und auch die Therapien z. B. nur einmal die Woche durchführen, ist dies meist weniger problematisch. Viele Therapeut*innen haben auch Patient*innen, die im Schichtdienst arbeiten und sowieso an verschiedenen Tagen in der Woche Therapie haben müssen. Auch diese Rahmenbedingungen unterscheiden sich therapieabhängig.

Folgende Hinweise passen am besten zu einer Verhaltenstherapie, sind aber auch bei anderen Therapieformen anwendbar:

1. *Kommen Sie nicht nur mit Geschichten, kommen Sie mit Beispielen*

Statt „Bei mir läuft es nie" ist folgende Aussage hilfreicher: „Am Dienstag, um 18:30 h, habe ich mit meiner Schwester telefoniert. Danach hatte ich Herzrasen und wurde traurig." Das ist für eine zielorientierte Therapie sinnvoll: konkret, beobachtbar, analysierbar.

2. *Sagen Sie früh, was Sie eigentlich nicht sagen wollen*

Der paradoxe Satz in guter Therapie lautet oft: „Es ist mir peinlich, das zu sagen." Oder: „Ich habe Angst, dass Sie mich dafür verurteilen." Das ist kein Störfaktor, das ist vermutlich der „Knackpunkt", an dem es zu arbeiten gilt, das sogenannte Eingemachte.

3. *Fragen Sie nach dem Warum der Intervention*

Wenn Ihre Therapeutin etwas vorschlägt, ohne es weiter zu erklären, dürfen Sie fragen: „Wozu machen wir das?", „Welche Wirkung erwarten Sie?", „Woran merke ich, ob es hilft?" Das schützt vor blinder Gefolgschaft und fördert Zusammenarbeit.

4. *Üben Sie wenig, aber regelmäßig*

In vielen Therapieverfahren sind „Hausaufgaben" oder zwischenzeitliche Übungen kein Zusatz, sondern ein Wirkfaktor. Rollenanleitungsansätze betonen genau diese aktive Patientenrolle. Eine Übersetzung: Sie müssen nicht „alles" ändern, sondern machen Mini-Experimente und führen Übungen aus, die Ihr Nervensystem umlernen lassen. Das funktioniert nur, wenn es sehr regelmäßig erfolgt.

5. *Sprechen Sie Unzufriedenheit früh aus*

Therapie scheitert selten an einem großen Knall, sondern eher an kleinen Enttäuschungen, die niemand anspricht. Wenn Sie denken: „Ich fühle mich nicht verstanden", „Das war mir zu viel", „Ich habe mich nur noch geschämt", „Ich werde hier klein und immer kleiner", dann ist das *kein Zeichen*, dass Therapie „nicht funktioniert". Im Gegenteil ist dies oft der Moment, in dem Therapie *wirksam* werden könnte, wenn man es besprechbar macht.

In der Forschung spricht man bei solchen Einbrüchen von Beziehungsstörungen, die, wenn sie repariert werden können („rupture repair"), oft eine große Lernchance darstellen.

6. *Seien Sie vorsichtig mit der Therapie als einzigem Lebensinhalt*

Gute Therapie kann Ihren Alltag, Ihre Beziehungen und Ihre Kompetenzen stärken. Wenn Sie aber merken, dass Sie sich immer mehr aus dem Leben zurückziehen, „um sich auf besser auf die Therapie konzentrieren zu können", ist das ein Warnsignal und sollte besprochen werden.

Das gehört zu den im Folgenden beschriebenen möglichen schädigenden Nebenwirkungen von Therapie.

17.4 Therapie kann auch schaden

Psychotherapie kann sehr helfen. Gerade deshalb muss man auch den unbequemen Satz zulassen, dass sie schaden kann. Weder ist jede schmerzhafte Stunde schädlich noch jede Krise in der Therapie schon ein Fehler. Manches wird vorübergehend anstrengender, weil Wichtiges berührt wird.

Aber es gibt eben auch Verläufe, in denen nicht nur etwas aufbricht, sondern etwas entgleist: Grenzen werden unscharf, Abhängigkeiten wachsen, der Alltag schrumpft, Symptome nehmen zu, sodass der therapeutische Prozess nicht mehr zum Ort von Entwicklung, sondern zum Ort zusätzlicher Belastung wird. Genau darauf weisen verschiedene Autor*innen seit Jahren hin (Linden & Schermuly-Haupt, 2014; Linden & Strauß, 2018): Psychotherapie ist kein harmloses Gesprächsangebot, sondern eine wirksame Behandlung – und gerade wirksame Behandlungen bedürfen der Aufmerksamkeit für Nebenwirkungen, Fehlindikation, Fehlsteuerung und Fehlverhalten.

Hinzu kommt etwas, das in der Öffentlichkeit oft unterschätzt wird: Die therapeutische Beziehung ist keine gewöhnliche Beziehung. Sie ist asymmetrisch. Patient*innen bringen Vertrauen, Hoffnung, Not und häufig auch Abhängigkeit mit. Die Therapeut*innen verfügen über Deutungsmacht, Fachautorität und Einblick in sehr verletzliche Lebensbereiche. Genau deshalb sind Grenzwahrung, Neutralität und Abstinenz nicht bloß formale Berufsregeln, sondern Schutzmechanismen. In Deutschland betont die Bundespsychotherapeutenkammer ausdrücklich, dass Psychotherapeut*innen die Vertrauensbeziehung nicht zur Befriedigung eigener Interessen ausnutzen dürfen; zusätzliche Gefälligkeiten, finanzielle Verquickungen und jeder sexuelle Kontakt mit Patient*innen sind unzulässig, und bei Beschwerden oder Übergriffen kann man sich – auch anonym – an die zuständige Kammer wenden. Auch der US-amerikanische Ethikrahmen ist an dieser Stelle eindeutig: Die American Psychological Association verbietet sexuelle Intimitäten mit aktuellen Therapiepatient*innen, und Fachbeiträge zur Ethik betonen, dass Grenzverletzungen die Abhängigkeit und das Vertrauen von Patient*innen ausnutzen und deshalb typischerweise schädlich und ausbeuterisch sind.

Gibt es Fehlverhalten von Therapeut*innen? Selbstverständlich. Therapeut*innen sind zu Neutralität und Abstinenz verpflichtet. *Neutralität* heißt, dass Sie als Patient die erste Geige spielen und die wichtigste Person in der Therapie sind. Es geht nicht um die privaten Meinungen und politischen, religiösen oder kulturellen Anschauungen der Therapeutin oder des Therapeuten. Sie als Patient*in können und sollen natürlich alle Ihre Meinungen und Einstellungen äußern. Der Therapeut/die Therapeutin wird in der Regel seine/ihre eigenen Meinungen und Einstellungen, die insbesondere weltanschauliche Bereiche wie Politik oder Religion betreffen, zurückhalten oder sogar aktiv verbergen. Manche Therapeut*innen haben sogar ihre Räume so eingerichtet, dass man wenig Rückschlüsse auf ihre persönlichen Vorlieben ziehen kann. Und: Nach meiner Auffassung sind Menschen mit sehr starken Meinungen und extremen Einstellungen für den psychotherapeutischen Beruf wenig geeignet – aber in der Regel werden solche „Rechthaber*innen" davon auch nicht angezogen, sondern suchen anderswo ihre Betätigungsfelder.

Unter *Abstinenz* versteht man, dass es nicht um die Befriedigung persönlicher Wünsche der Therapeut*innen geht und natürlich auch nicht um die Befriedigung persönlicher Wünsche der Patient*innen. Deswegen sind private, wirtschaftliche und sexuelle Kontakte zwischen Therapeut*in und Patient*in verboten und stellen als sogenannte Abstinenzverletzungen einen schweren Verstoß gegen die psychotherapeutische Berufsordnung dar. Gleichzeitig hat der Therapeut/die Therapeutin ein Recht auf Privatsphäre und möchte in der Regel nicht von Ihnen außerhalb der Arbeitszeiten kontaktiert werden und natürlich auch nicht, dass Sie versuchen, in den sozialen Medien ihre oder seine Accounts aufzuspüren. Bei zufälligen Treffen, was in Kleinstädten sehr viel häufiger ist als in Großstädten, wird man es in der Regel bei einem kurzen Nicken belassen. Wenn Sie in Begleitung sind, wird der Therapeut/die Therapeutin Sie sogar ignorieren müssen, da die Schweigepflicht auch umfasst, dass Sie überhaupt bei ihr oder ihm in Behandlung sind. Eine Begrüßung auf offener Straße, während Sie in Begleitung sind, könnte dazu führen, dass Sie von Ihrer Begleitung gefragt werden, wer denn dieser freundliche Herr oder diese freundliche Dame sei und woher Sie sich kennen würden.

Die Therapeutenkammern haben auch sogenannte Beschwerde- oder Schlichtungsstellen, bei denen Sie sich kostenlos beraten lassen können, falls Sie den Eindruck haben, dass in der Psychotherapie deutlich etwas schiefläuft.

Unerwünschte Auswirkungen von Psychotherapie

Das ist unbequem, aber trotzdem wichtig, zu beachten: Psychotherapie kann wie Medikamente auch Nebenwirkungen haben. Daher wird – je nach Definition – von unerwünschten Ereignissen bzw. Verschlechterungen im Bereich von grob 5–20 % gesprochen. Das heißt nicht, dass Therapie gefährlich wäre. Es heißt: Therapie ist wirksam genug, dass sie auch falsch dosiert oder falsch geführt schaden kann. Deshalb brauchen Sie Frühwarnzeichen.

Frühwarnsymptome: „Da stimmt etwas nicht" – Schädigung durch Therapie

Nehmen Sie diese Liste als Orientierungshilfe. Vieles davon kann man durch Besprechung in der Therapie klären. Aber ignorieren sollte man es nicht.

Ihre Symptome werden dauerhaft schlechter

- Sie sind nach Sitzungen *stunden- oder tagelang destabilisiert*, ohne dass es Strategien zur Stabilisierung gibt.
- Traumatische Inhalte werden aktiviert, aber Sie haben nicht genug Ressourcen und Unterstützung, um damit gut umzugehen.
- Es kommt zu Schlafstörungen. Sie stellen bisherige sportliche, soziale, kulturelle Aktivitäten und Kontakte ein, viele Beziehungen werden von Ihnen abgebrochen, neue werden aber nicht eingegangen – und das wird in der Therapie als „muss so sein" abgetan oder als notwendige Verschlimmerung erklärt, bevor es dann irgendwann besser werden kann.

Ihr Leben wird kleiner und enger statt größer und weiter

- Sie ziehen sich immer mehr vom normalen Leben zurück.
- Alles dreht sich nur noch um „Aufarbeitung" der Vergangenheit, aber Ihr Alltag wird nicht aufgebaut.
- Sie fühlen abhängig („Ohne die Therapeutin kann ich gar nichts"). Sie entwickeln chronische Selbstzweifel und geben sich dafür die Schuld.
- Sie fühlen sich nach Therapie *schuldiger*, aber nicht handlungsfähiger.

Missverständnisse mit dem/der Therapeut*in bleiben ungelöst

Wenn sich wichtige Missverständnisse über mehrere Sitzungen nicht klären lassen, kann das schädlich sein, weil vermutlich alte Beziehungserfahrungen wiederholt werden. Was ist dann zu tun? Sie können der Therapeutin/dem Therapeuten konkrete Beispiele nennen und um Veränderung bitten. Bei anhaltender Verschlechterung sollten Sie wie zweite Meinung einholen und ernsthaft einen Wechsel der Therapie- und Therapeut*innen erwägen.

Regel- und/ Grenzverletzungen durch Therapeut*innen

Hier geht es nicht darum, dass Therapeut*innen auch einmal müde sein können oder es menschlich nicht passt. Hier geht es um Grenzüberschreitungen wie *private, sexuelle oder wirtschaftliche Beziehungen,* die in Deutschland klar berufsrechtlich untersagt sind.

Frühwarnzeichen für Grenzverletzungen (Missbrauchsrisiko)

- *Geheimhaltung* wird eingefordert („Das darf niemand wissen").
- Es entsteht das Gefühl „Wir gegen die anderen", das Sie isoliert.
- Der/die Therapeut*in fördert emotionale Abhängigkeit („Nur ich verstehe Sie wirklich").
- Private Treffen, Geschenke, Sonderkontakte außerhalb des therapeutischen Rahmens werden angeboten.
- Flirtende, sexualisierte Kommentare oder körperliche Annäherung finden statt.
- Finanzielle Verquickung werden angestrebt („Investieren Sie in …", „Kaufen Sie …", „Arbeiten Sie für mich …").

In der Fachliteratur zu Grenzverletzungen („boundary violations") werden bei schweren Grenzverletzungen typische Muster genannt: Rollenverdrehung, Geheimhaltung, Doppelbotschaften („double bind") und Ausnutzen professioneller Privilegien.

Ein Satz, der vieles zusammenfasst

Therapie ist kein Ort, an dem Sie passiv „behandelt" werden. Therapie ist ein Ort, an dem Sie *lernen,* sich anders zu steuern, anders über sich und andere zu denken, anders zu fühlen, anders zu handeln und damit letztlich auch anders zu leben. Und wie bei Physiotherapie gilt: Gelegentlich kann es ein bisschen weh tun, ähnlich einem vorübergehenden Muskelkater nach intensivem Training. Aber es sollte nie ernsthaft beschädigen.

Drei Formen, wie Therapie kippen kann

Manchmal geschieht es leise – nicht als klar benennbarer Fehler, sondern als Verschiebung. Man merkt nur: Etwas stimmt nicht mehr ganz. Oft hilft es dann, diese Entwicklungen nebeneinander zu betrachten.

Fallbeispiel 1: Schädigung, weil Therapie zum einzigen Lebensinhalt wird

Eine Frau beginnt eine Therapie wegen Depression und starker Selbstzweifel. Die Gespräche tun ihr zunächst gut. Endlich gibt es einen Ort, an dem alles gesagt werden darf. Endlich fühlt sie sich verstanden. Allmählich aber verschiebt sich etwas. Immer mehr kreist ihr Denken um die Therapie selbst: um die letzte Stunde, die nächste Stunde, um das, was gesagt wurde, was gemeint gewesen sein könnte.

Freundschaften werden seltener. Dinge, die ihr früher Freude gemacht haben, wirken plötzlich oberflächlich. Berufliche Schritte werden vertagt, weil sie erst noch „mehr verstehen" müsse. Nach außen klingt das reflektiert. Innerlich wird ihr Leben jedoch enger. Sie merkt, dass sie Entscheidungen immer weniger allein trifft. Dass sie sich unsicher fühlt ohne die Rückmeldung der Therapeutin. Therapie ist für sie nicht mehr nur Unterstützung – sie wird zum Mittelpunkt. Das Problem ist nicht, dass Therapie wichtig wird. Sie darf wichtig sein. Schwierig wird es, wenn sie das Leben nicht wieder öffnet, sondern ersetzt.

Fallbeispiel 2: Schädigung durch emotionale Destabilisierung bei einer verletzlichen Patientin

Eine junge Frau kommt in Therapie, weil sie von Erinnerungen aus der Vergangenheit immer wieder eingeholt wird. Sie schläft schlecht, ist schnell überfordert, fühlt sich innerlich instabil, manchmal wie „nicht ganz da". In der Therapie beginnt sie früh, über belastende Erfahrungen zu sprechen. Anfangs ist das erleichternd. Endlich bekommen diese Themen Raum. Doch nach einigen Sitzungen verändert sich etwas. Nach den Stunden ist sie nicht nur berührt, sondern völlig aufgewühlt. Sie schläft schlechter, fühlt sich überflutet, verliert im Alltag den Halt. Die Erinnerungen bleiben nicht in der Stunde, sie sind plötzlich überall. Als sie vorsichtig anspricht, dass es ihr schlechter gehe, hört sie: „Das gehört dazu, da müssen Sie jetzt durch." Und sie beginnt zu zweifeln: Vielleicht stimmt etwas mit ihr nicht.

Was hier passiert, ist keine notwendige Entwicklung, sondern eine Überforderung: nicht, weil sie „zu schwach" wäre, sondern weil zu viel zu schnell geöffnet wurde. Was sie gebraucht hätte, wäre zunächst etwas anderes gewesen: mehr Halt, mehr Stabilität, ein klares Verständnis über sich selbst und die eigene Problematik. Am Anfang der Therapie wäre zudem eine Konzentration auf verbessertes Alltagsverhalten (Beziehung, Arbeit, Freundschaften, Lebensführung) und Techniken zum Umgang mit starken Gefühlen und Unsicherheitszuständen angebracht gewesen.

Fallbeispiel 3: Grenzverletzung durch den Therapeuten

Eine Patientin kommt nach einer belastenden Trennung in Therapie. Sie ist unsicher, verletzlich und sucht Orientierung. Der Therapeut wirkt zugewandt, interessiert, vielleicht sogar besonders engagiert. Nach einiger Zeit beginnt sich etwas zu verändern. Die Gespräche werden persönlicher. Sitzungen dauern länger. Es gibt Termine am Ende des Arbeitstages oder am Samstag, einmal sogar am Sonntag. Vielleicht bietet der Therapeut auch eine intensivere „Urlaubstherapie" an, weil man nur da wirklich in die Tiefe gehen könne. Vielleicht erhält sie außerhalb der üblichen Arbeitszeiten E-Mails oder Anrufe vom Therapeuten. Was zunächst wie besonderes Engagement oder besondere Hilfe wirkt, fühlt sich für sie zugleich verwirrend an. Der Therapeut teilt mehr von sich mit und macht Andeutungen, die nicht mehr eindeutig professionell sind. Vielleicht entsteht ein Gefühl von „Wir zwei verstehen uns besonders gut". Die Patientin spürt Irritation – und gleichzeitig Bindung.

Genau darin liegt die Gefahr. Denn die therapeutische Beziehung ist nicht gleichberechtigt. Die Verantwortung für die Grenze liegt immer beim Therapeuten. Wenn diese Grenze verschwimmt, wird aus Hilfe schnell etwas anderes. Was sich zunächst wie Nähe anfühlt, kann in Wirklichkeit eine Grenzverletzung sein. Hier gilt es eines klarzustellen: Das ist keine „schwierige Therapie", sondern professionelles Fehlverhalten mit dem Risiko, dass die Patientin erheblich geschädigt wird.

Ein gemeinsamer Blick

Diese drei Beispiele sind unterschiedlich – und haben dennoch etwas gemeinsam. In allen Fällen verschiebt sich etwas Wesentliches: Die Therapie verliert ihre Funktion als Unterstützung für das Leben und beginnt, das Leben selbst zu verengen, die Betroffenen zu destabilisieren oder auszunutzen. Therapie darf fordern. Sie darf auch anstrengend sein. Aber sie sollte am Ende immer in eine Richtung führen: zu mehr Handlungsfähigkeit, mehr Klarheit, besseren Beziehungen und mehr sozialen Kontakten, also zu mehr Leben im Alltag. Wenn das Gegenteil passiert, lohnt es sich, genau hinzuschauen. Vermutlich heißt es: Alarmstufe Rot!

17.5 Was hilft wem? – Probieren geht über Studieren

Viele Patient*innen kommen ohne große Vorüberlegung in die Therapien und können dann in den sogenannten Probesitzungen (bis zu vier Sitzungen) feststellen, ob sich ein hinreichendes Arbeitsbündnis mit der Therapeutin/ dem Therapeuten aufbauen lässt. Die meisten Therapeut*innen werden in dieser Zeit auch herausfinden, ob sie gut und mit Aussicht auf Erfolg mit Ihnen arbeiten können.

Die Therapeut*innen unterscheiden sich sicherlich dahingehend, ob sie mit einem breiten Spektrum von Patient*innen erfolgreich arbeiten können oder ob sie sich quasi auf bestimmte Problemstellungen oder auch auf bestimmte Persönlichkeiten von Patient*innen spezialisieren. Therapeut*in und Patient*in werden gemeinsam entscheiden, ob es angemessen ist, eine Therapie aufzunehmen.

Den Therapeut*innen obliegt es, Ihnen aktiv andere Möglichkeiten zu empfehlen, wenn sie Ihnen keine Therapie anbieten können oder aufgrund ihrer Erfahrungen mit vielleicht ähnlich gelagerten Problematiken anbieten möchten.

Probieren geht über Studieren, und die wissenschaftliche Forschung zeigt eben, dass Therapie durchaus eine subjektive Angelegenheit ist. Folgende Überlegungen können die Wahl der Therapie gegebenenfalls unterstützen.

Man kann vielleicht sagen, dass sehr stark verhaltensgeprägte Probleme wie *Zwänge* oder *Phobien mit Meidungsverhalten* sehr gut auf Verhaltenstherapie ansprechen, da es oft erforderlich ist, sich der Angst aktiv und kontrolliert auszusetzen.

Bei *Persönlichkeitsstörungen* spielt sicher die therapeutische Beziehung eine größere Rolle, und ich wüsste hier nicht zu sagen, welche Therapie hier empfehlenswerter als die andere ist.

Bei *posttraumatischen Belastungsstörungen* würde ich immer Therapeut*innen empfehlen, die das Trauma als solches ernstnehmen und auch in den Mittelpunkt der Therapie stellen. Es dürfte weniger sinnvoll sein, primär andere, in der Biografie weit vor dem Trauma liegende Ursachen für die posttraumatischen Belastungssymptome (wie das unwillkürliche Wiedererleben, die Schreckhaftigkeit und die Vermeidung von an das Trauma erinnernder Orte und Situationen, sogenannte Intrusionen) vertiefend zu erkunden. Bei der Traumatherapie würde ich daher den kognitiv-behavioralen Verfahren den Vorzug geben, insbesondere den Therapierenden, die eine besondere Expertise im Bereich posttraumatische Belastungsstörungen vorweisen können.

Bei *Depressionen* sieht das Ganze wieder anders aus. Bei Depressionen schwerster Art von vitaler Tiefe mit massivem Appetitverlust, einer tiefen Stimmung am Morgen, massiven Schlafstörungen und vielleicht sogar wahnhaft anmutendem Schulderleben wird man immer auch an eine Medikation und an einen stationären Aufenthalt denken müssen. Gerade während der stationären Behandlung kann am besten herausgefunden werden, welche Medikation am geeignetsten ist. Bei leichteren depressiven Verstimmungen oder bei Depressionen, bei denen die Patienten auch längerfristig noch arbeitsfähig sind, würde ich auch zu individuellen Prüfungen raten und könnte hier keinem Therapieverfahren an sich den Vorzug geben.

Bei *anorektischen Störungen* mit chronischem und lebensbedrohlichem Untergewicht ist sicherlich ein verhaltenstherapeutischer Ansatz zum Erreichen des Normalgewichts, zumindest an der unteren Grenze, notwendig. Das Gleiche gilt für *Suchterkrankungen*, da im Rahmen einer medizinisch (Entgiftung) und eher auch verhaltensorientiert ausgerichteten Suchttherapie stabile Abstinenz erreicht werden muss, bevor man etwaige Verhaltensprobleme und Persönlichkeitshintergründe bearbeiten kann, die die eigentlichen Ursachen für die Suchterkrankung darstellen dürften.

Normalerweise sollte es Ihnen, sofern Sie die Therapie arbeitsfähig und nicht krankgeschrieben beginnen oder nur kurzfristig krankgeschrieben sind, nach ein bis zwei Monaten Psychotherapie schon deutlich besser gehen. Psychotherapie wirkt zwar nicht sofort, sollte aber erste positive Wirkungen schon innerhalb der ersten Sitzungen entfalten können, zumindest durch ein besseres (kognitives) Verständnis der Störung, ihrer Ursachen und der möglichen Behandlungswege (Psychoedukation).

Wenn Sie selbst entlang der in Abschn. 17.2 genannten therapeutischen Wirkfaktoren Motivation, therapeutisches Bündnis, Gewinnung von Einsicht und Erkenntnis, korrektive Erfahrungen und Training in Realitätsprüfungen den Eindruck haben, dass sich in Bezug auf die meisten dieser Faktoren positive Veränderungen ergeben, dann sind Sie sicher schon auf dem richtigen Weg.

18

Nachwort

Ich wünsche Ihnen viel Freude, Einsichten und auch Erfolg bei der Bearbeitung dieses Selbsterfahrungsbuches! Vielleicht macht es Ihnen auch Mut, „endlich" eine Therapie zu suchen und zu beginnen. Vielleicht macht es aber auch eine Therapie überflüssig oder es hilft Ihnen, nach einer stationären oder ambulanten Therapie weiterzuarbeiten und Ihre therapeutischen Erkenntnisse und Fortschritte zu stabilisieren. Vielleicht kann das Buch Ihnen auch helfen, die Wochen oder sogar Monate Wartezeit bis zu Ihrem ambulanten oder stationären Therapieplatz zu überbrücken.

Auf jeden Fall bedanke ich mich für Ihr Interesse und Ihre Zeit, die Sie diesem Buch geschenkt haben, und wünsche Ihnen alles Gute!

Ihr Gerhard Zarbock

G. Zarbock, „*Hallo, wie geht es mir?*", https://doi.org/10.1007/978-3-662-72894-9_18

Teil IV

Anhang

19

Arbeitsblätter und Selbsttests

19.1 Arbeitsblatt 1: Mein Suchraster in Beziehungen

(Selbstdiagnose in Anlehnung an die biografisch-systemische Verhaltenstherapie)

Bitte bewerten Sie spontan.
0 = trifft gar nicht zu
10 = trifft sehr stark zu
___ /10 = individueller Wert von 10 als Maximum, Beispiel: 7/10 (7 von 10 Punkten)

Nicht lange grübeln. Der erste Impuls ist oft der ehrlichste.

A. Wiederholung: Wiederhole ich alte Muster?

1. Ich gerate immer wieder an ähnliche Beziehungstypen. ___ /10
2. Konflikte fühlen sich vertraut an, auch wenn sie schmerzhaft sind. ___ /10
3. Ich nehme in Gruppen oder Beziehungen oft dieselbe Rolle ein wie früher in meiner Familie. ___ /10

Ergänzende Information Die elektronische Version dieses Kapitels enthält Zusatzmaterial, auf das über folgenden Link zugegriffen werden kann [https://doi.org/10.1007/978-3-662-72894-9_19].

4. Meine Partner/Freunde ähneln in mancher Hinsicht meinen Eltern oder frühen Bezugspersonen. ___ /10
5. Ich erkenne typische Dynamiken erst spät – obwohl ich sie „eigentlich kenne". ___ /10

Auswertung (grobe Orientierung):

* 0–15 Punkte: eher wenig konkordante Wiederholung
* 16–30 Punkte: deutliche Muster
* 31–50 Punkte: hohe Wiederholungswahrscheinlichkeit alter Beziehungsskripte

B. Gegenteil: Lebe ich nach dem Motto „Nie wieder!"?

1. Ich habe mir innerlich geschworen: „So etwas passiert mir nie wieder." ___ /10
2. Ich reagiere stark auf bestimmte Eigenschaften (z. B. Dominanz, Kritik, Unzuverlässigkeit). ___ /10
3. Ich wähle bewusst Menschen, die das Gegenteil meiner Eltern verkörpern. ___ /10
4. Ich vermeide bestimmte Konflikte um jeden Preis. ___ /10
5. Meine Beziehungsregeln sind eher streng als flexibel. ___ /10

Auswertung (grobe Orientierung):

* 0–15 Punkte: eher wenig Gegenteilsorientierung
* 16–30 Punkte: spürbare Gegenteilsorientierung
* 31–50 Punkte: starkes Nie-wieder-Skript

C. Bedürfnisbalance: Welche Grundbedürfnisse sind gut versorgt?

Bitte bewerten Sie für Ihre wichtigsten Beziehungen:

* Bindung (Nähe, Verlässlichkeit): ___ /10
* Autonomie (Freiheit, eigene Meinung): ___ /10
* Selbstwert (Anerkennung, Respekt): ___ /10
* Lustgewinn (Freude, Humor): ___ /10
* Identität (Ich darf ich sein): ___ /10

Fragen Sie sich:

- Gibt es große Unterschiede zwischen den Werten?
- Welches Bedürfnis bleibt am hungrigsten?
- Welches betone ich vielleicht viel zu stark?

D. 4F-Dominanz: Mein Stressmodus in Beziehungen

Wie stark zeigen sich in Beziehungen folgende Reaktionen?

- Fight (Kampf, Recht haben, Durchsetzen): ___ /10
- Flight (Rückzug, Vermeidung, Distanz): ___ /10
- Freeze (Erstarren, Sprachlosigkeit, inneres Abschalten): ___ /10
- Follow (Anpassen, Einschmeicheln, Harmonie sichern): ___ /10

Reflexionsfragen:

- Welche Strategie erreicht den höchsten Wert?
- Welche Strategie ist fast nie aktiviert?
- Dient meine Hauptstrategie heute noch dem Schutz – oder verhindert sie meine Entwicklung?

E. Der Integrationsblick

Schauen Sie nun auf das Gesamtbild:

- Bin ich eher in Wiederholung oder in der Gegenteilsbewegung?
- Welches Bedürfnis steuert meine Suche am stärksten?
- Welche 4F-Strategie färbt meine Beziehungen am meisten?
- Wo wäre mehr Flexibilität hilfreich?

Und dann vielleicht die wichtigste Frage: *Wenn ich nicht aus Angst wählen würde, wen und was würde ich dann suchen?*

Vielleicht formulieren Sie einen Satz, der Ihre aktuelle Erkenntnis zusammenfasst:

____

____

Und einen zweiten, was Sie sich für die Zukunft wünschen:

____

____

19.2 Arbeitsblatt 2: Zielfragebogen

Hier finden Sie einen Zielfragebogen mit Beispielsituationen angegeben (Abb. 19.1). Er soll Sie dazu einladen, einmal zu überlegen, was sich genau ändern sollte.

In die linke Spalte kommt die Einschätzung „So ist es jetzt" und in die rechte Spalte kommt die Zielsituation „Wie wäre es idealerweise?". Dann können Sie vielleicht einmal im Monat durch prozentuale Werte (zwischen 0 und 100 %) angeben, wie viel näher Sie der Zielsituation schon gekommen sind und wie sehr die Ausgangssituation noch gegeben ist.

So kann es z. B. sein, dass eine Problemsituation war: „Ich halte mich immer mit meiner Meinung zurück und sage immer Ja, obwohl ich es eigentlich nicht will." Die Zielsituation war: „Ich höre mir die Meinungen der anderen an, kann aber auch klar sagen, was ich möchte, und meine Wünsche äußern".

So ist es jetzt.	So soll es sein. Dies möchte ich erreichen.	Datum, Zielerreichung in %
Beispiel: Immer, wenn meine Freundin mir was vorschlägt, sage ich Ja, obwohl ich z. B. gar keine Lust aufs Kino habe und lieber shoppen gehen würde.	*Beispiel: Ich höre mir die Meinungen der anderen an, kann aber auch klar sagen, was ich möchte, und meine Wünsche äußern. Wir finden dann einen Kompromiss.*	*Beispiel:* *05.07.2025: Ziel erreicht zu 5 %.* *10.09.2025: Ziel erreicht zu 20 %.* *12.12.2025: Ziel erreicht zu 50 %.* *07.02.2026: Ziel erreicht zu 80 %.*

Abb. 19.1 Zielfragebogen. (Mit Beispielsituationen)

Zu Beginn haben Sie z. B. eingeschätzt, dass die Problemsituation zu 90 % oder zu 100 % ausgeprägt war. Und das Ziel, die eigenen Wünsche zu benennen, war nur zu 0 % (= gar nicht) oder zu 10 % (= minimal) schon erreicht.

Wenn nach sechs Wochen Selbsthilfe das Problem zwar noch zu 60 % vorhanden ist, Sie aber Ihr Zielverhalten immer öfter erreicht haben (hier im Beispiel 40 %) wäre das ein gutes Zeichen dafür, dass Sie auf dem richtigen Weg sind.

Ihre Ziele mit konkreten Beispielsituationen

Woran würden Sie merken, dass Ihre Veränderungsbemühung erfolgreich war? Was möchten Sie genau erreichen? Beschreiben Sie dazu bitte konkrete Situationen. Hier ein Beispiel für das Ziel „Ich möchte mehr sagen, was ich wirklich will". Schreiben Sie in der Tabelle bitte bis zu fünf konkrete Zielsituationen auf.

19.3 Arbeitsblatt 3: Bezugspersonen – Erfahrungen und Wirkung bis heute

Überlegen Sie, welche Menschen für Ihre Entwicklung besonders wichtig waren. Tragen Sie diese in die erste Spalte ein. Beschreiben Sie in der zweiten Spalte Ihre Erfahrungen und in der dritten, wie sich diese heute noch auswirken (Abb. 19.2).

Bezugsperson	Erfahrungen damals	Wirkung heute

Abb. 19.2 Wichtige Bezugspersonen

19.4 Arbeitsblatt 4: Eine Lobrede auf mich selbst

Viele Menschen können Lob an andere verteilen, aber nicht an sich selbst. Darum machen wir es hier geführt. Nehmen Sie einen Stift. Oder sprechen Sie es innerlich. Schreiben/sprechen Sie in Ihrer Lobrede nicht von Ihren „Erfolgen", sondern auf Ihren „Meisterungen".

1. **Kopf heben: Wann habe ich gesehen, was wirklich los war?**

   - Beginnen Sie mit einem Satz wie: „Irgendwann habe ich gesehen, dass …", „ist mir aufgefallen, dass …", „habe ich endlich hören können, dass …"
   - Beispiele: „… meine Mutter schwer krank war", „… mein Vater brutal ist", „… alle in der Familie und auch die Ämter weggeschaut haben."

2. **Hochstemmen: Wann war mir klar, dass ich da nicht bleiben will?**

   - Beginnen Sie mit einem Satz wie: „Irgendwie wollte ich nicht …"
   - Beispiele: „… so enden wie meine Mutter", „… die Ehe meiner Eltern führen", „… so negative werden wie mein Vater", „… mein Unglück in 1001 Krankheiten ausdrücken wie meine Mutter."

3. **Krabbeln: Was habe ich geschafft, obwohl es schwer war?**

   - Beginnen Sie mit einem Satz wie: „Auch wenn es nicht perfekt war, habe ich …"
   - Beispiele: "… die Schule durchgestanden", „… den Haushalt geführt", „… mich irgendwie durchgebracht."

4. **Hochziehen: Woran habe ich mich festgehalten?**

   - Beginnen Sie mit einem Satz wie: „Mein Halt war …"
   - Beispiele: „… eine Person", „… Musik", „… Arbeit", „… Freunde", „… mein Sport", „… mein Humor", „… mein Trotz" (Trotz kann ebenfalls eine Ressource sein).

5. **An der Hand gehen: Wann habe ich Hilfe angenommen?**

   - Beginnen Sie mit einem Satz wie: „Ich hatte den Mut, …"
   - Beispiele: „… zur Therapie zu gehen", „… einen Arzttermin zu machen", „… jemandem etwas zu erzählen", „… dieses Buch zu lesen und nicht wegzulegen."

6. **Frei laufen: Wann war ich schon einmal stärker als ich dachte?**

   - Beginnen Sie mit einem Satz wie: „Ich habe bewiesen, dass ich …"
   - Beispiele: „… Grenzen setzen kann", „… wieder aufstehen kann", „… Verantwortung übernehmen kann", „… nicht nur reagiere, sondern entscheide", „… durchgestanden habe und noch lebe."

7. **Hinfallen und aufstehen: Was war mein Wiederaufstehen?**

   - Beginnen Sie mit einem Satz wie: „Ich bin hingefallen, aber ich bin wieder …"
   - Beispiele: „… aufgestanden", „… zurückgekommen", „… aufgestanden und habe mir überlegt, was ich wirklich will", „… weitergegangen."

8. **Der Schlusssatz**

   - Beenden Sie Ihre Lobrede mit einem Satz, den Sie später immer wieder lesen können.
   - Beispiel: „Ich bin nicht dort, wo ich hinwill. Aber ich bin weiter, als ich es vorher war. Und ich gebe mich nicht auf."

19.5 Arbeitsblatt 5: Wert-Ziel-Matrix – Werte, Ziele, erster Schritt

(Die Wert-Ziel-Matrix ist inspiriert von der Akzeptanz- und Commitment-Therapie [ACT].)

Anleitung

1. Wählen Sie 3–5 Werte (Leitsterne), die für Sie zentral sind und tragen Sie diese in die Tabelle ein (Abb. 19.3).
2. Leiten Sie daraus *SMARTe Ziele* ab (SMART: spezifisch, messbar, attraktiv, realistisch, terminiert).
3. Formulieren Sie einen *ersten, kleinen Schritt*, den Sie innerhalb von 1–48 h tun können – auch wenn das Symptom mitgeht.

Wichtig: Der erste Schritt sollte so klein sein, dass er machbar ist – und so echt, dass er zählt.

Lebensbereich/ Wert (Leitstern)	Warum ist mir das wichtig? (1–2 Sätze)	Ziel (SMART, konkret)	1. Schritt (in 1–48 Stunden)	Symptom: Was sagt/fühlt das „Monster im Bollerwagen"?	Meine Antwort als erwachsener „Wagenlenker"

Abb. 19.3 Wert-Ziel-Matrix

Minicheck

- Ist das Ziel *meins* (keines, „damit andere zufrieden sind")?
- Führt es in Richtung Wert – auch wenn ich mich dabei unwohl fühle?
- Ist der erste Schritt klein genug, dass ich nicht verhandle, sondern handle?

19.6 Übersicht über seriöse Selbsttests – erste Orientierung bei psychischen Beschwerden

Selbsttests können helfen, eigene Symptome besser einzuordnen und zu entscheiden, ob professionelle Hilfe sinnvoll sein könnte (Tab. 19.1). Sie ersetzen *keine Diagnose*, geben aber eine erste strukturierte Einschätzung.

Wichtig: Wenn ein Test stark auffällig ist oder Sie sich sehr belastet fühlen, wenden Sie sich bitte an Ihren Hausarzt, Psychotherapeuten oder Psychiater.

Tab. 19.1 Selbsttests zur ersten Orientierung bei psychischen Beschwerden

	Kurzbeschreibung	Hinweise zur Anwendung
Depression	PHQ-9 (Patient Health Questionnaire) Ein international sehr verbreiteter Screening-Fragebogen zur Einschätzung depressiver Symptome https://flexikon.doccheck.com/de/Patient_Health_Questionnaire-9	– Ruhig ausfüllen – Auf die letzten 14 Tage beziehen – Bei mittleren oder hohen Werten hausärztliche, psychotherapeutische oder psychiatrische Abklärung
Angststörungen	GAD-7 (General Anxiety Disorder Scale) Der Test erfasst typische Angstsymptome und wird in medizinischen Settings häufig eingesetzt. https://flexikon.doccheck.com/de/GAD-7	– Auf letzte 2 Wochen beziehen – Mittlere oder hohe Werte → Gespräch mit Fachperson
Zwangsstörungen	Selbsttest für Zwangsstörungen https://www.medizin.uni-tuebingen.de/files/view/3Pe5bvXLRl1N4DKmOo68BzGg/Selbsttest%20Zwang.pdf	– Überblickstest, ob eine Zwangsstörung vorliegen könnte. – Hohe Werte → diagnostische Abklärung sinnvoll
Suchtverhalten	AUDIT (Alcohol Use Disorders Identification Test – WHO) Standardinstrument zur Früherkennung riskanten Alkoholkonsums www.kenn-dein-limit.de/ → Selbsttest Alkohol ASSIST (WHO-Screeningtest für Substanzen) Test zu Alkohol, Cannabis, Medikamenten und anderen Substanzen www.drugcom.de/ → Selbsttest https://iris.who.int/server/api/core/bitstreams/d38b0238-268a-495f-8139-4b69bb12b7ad/content	– Ehrlich beantworten – Auffällige Werte → hausärztliche Beratung – Ehrlich beantworten – Auffällige Werte → hausärztliche Beratung oder psychotherapeutische Sprechstunde

Literatur

Aravind, V. K., Krishnaram, V. D., & Thasneem, Z. (2012). Boundary crossings and violations in clinical settings. *Indian Journal of Psychological Medicine, 34*(1), 21–24. https://doi.org/10.4103/0253-7176.96151

Arbeitskreis, O. P. D. (2014). *Operationalisierte Psychodynamische Diagnostik OPD-2: Das Manual für Diagnostik und Therapieplanung* (3. Aufl.). Hogrefe.

Bailey, R. J., & Ogles, B. M. (2023). *Common factors therapy: A principle-based treatment framework*. American Psychological Association.

Bowlby, J. (1969). *Attachment and loss: Vol. 1. Attachment*. Basic Books.

Bowlby, J. (1973). *Attachment and loss: Vol. 2. Separation: Anxiety and anger*. Basic Books.

Bowlby, J. (1980). *Attachment and loss: Vol. 3. Loss: Sadness and depression*. Basic Books.

Caligor, E., Stern, B., Buchheim, A., Doering, S., & Clarkin, J. (2004). Strukturiertes Interview zur Erfassung von Persönlichkeitsorganisation (STIPO) – wie verhalten sich Objektbeziehungstheorie und Bindungstheorie zueinander? *Persönlichkeitsstörungen, 8*, 209–216.

Delgadillo, J., & Groom, M. (2017). Using psychoeducation and role induction to improve completion rates in cognitive behavioural therapy. *Behavioural and Cognitive Psychotherapy, 45*(2), 170–184. https://doi.org/10.1017/S1352465816000643

von Dühring, L., & Zarbock, G. (2019). *Verhaltenstherapie bei Kindern und Jugendlichen*. Springer.

Erikson, E. H. (1963). *Childhood and society* (2. Aufl.). W. W. Norton.

Fredrickson, B. L., Cohn, M. A., Coffey, K. A., Pek, J., & Finkel, S. M. (2008). Open hearts build lives: Positive emotions, induced through loving-kindness meditation, build consequential personal resources. *Journal of Personality and Social Psychology, 95*(5), 1045–1062. https://doi.org/10.1037/a0013262

Gall-Peters, A., & Zarbock, G. (2012). *Praxisleitfaden Verhaltenstherapie: Störungsspezifische Strategien, Therapieindividualisierung, Patienteninformationen.* Pabst Science Publishers.

Grawe, K. (2000). *Psychologische Therapie* (2. Aufl.). Hogrefe.

Hayes, S. C., & Smith, S. (2022). *In Abstand zur inneren Wortmaschine: Ein Selbsthilfe- und Therapiebegleitbuch auf der Grundlage der Akzeptanz- und Commitment-Therapie (ACT)* (3. Aufl.). DGVT-Verlag.

Hoffmann, S. O. (2004). *Neurotische Störungen und psychosomatische Medizin: Mit einer Einführung in Psychodiagnostik und Psychotherapie.* Schattauer.

Holmes, T. H., & Rahe, R. H. (1967). The social readjustment rating scale. *Journal of Psychosomatic Research, 11*(2), 213–218. https://doi.org/10.1016/0022-399 9(67)90010-4

Klein, J. P., & Burian, R. (2024). *Ratgeber Akzeptanz- und Commitment-Therapie (ACT): Wege zu einem sinnerfüllten und lebendigen Leben.* Hogrefe.

Linden, M., & Schermuly-Haupt, M. L. (2014). Definition, assessment and rate of psychotherapy side effects. *World Psychiatry: Official Journal of the World Psychiatric Association (WPA), 13*(3), 306–309. https://doi.org/10.1002/wps.20153

Linden, M., & Strauß, B. (Hrsg.). (2018). *Risiken und Nebenwirkungen von Psychotherapie: Erfassung, Bewältigung, Risikovermeidung* (2. Aufl.). Medizinisch Wissenschaftliche Verlagsgesellschaft.

Roediger, E., Beheary, W., & Zarbock, G. (2013). *Passt doch! Paarkonflikte verstehen und lösen mit der Schematherapie.* Beltz.

Zarbock, G. (2017). *Praxisbuch Verhaltenstherapie* (4. Aufl.). Pabst Science Publishers.

Zarbock, G., Ammann, A., & Ringer, S. (2012). *Achtsamkeit für Psychotherapeuten und Berater.* Beltz.

Zarbock, G., Wilckens, P., & Semmler, N. (2023). *Biografisch-systemische Verhaltenstherapie.* Springer.

www.ingramcontent.com/pod-product-compliance
Lightning Source LLC
Chambersburg PA
CBHW072046150726
47996CB00015B/1708